中国医学临床百家

吕 帆／著

隐形眼镜与眼健康

2024 观点

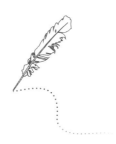

科学技术文献出版社
SCIENTIFIC AND TECHNICAL DOCUMENTATION PRESS

·北京·

图书在版编目（CIP）数据

隐形眼镜与眼健康 2024 观点/吕帆著. —北京：科学技术文献出版社，2024.5
ISBN 978-7-5235-1357-6

Ⅰ.①隐… Ⅱ.①吕… Ⅲ.①角膜接触镜 ②眼—保健 Ⅳ.①R77

中国国家版本馆 CIP 数据核字（2024）第 094992 号

隐形眼镜与眼健康 2024 观点

策划编辑：蔡 霞	责任编辑：蔡 霞	责任校对：王瑞瑞	责任出版：张志平

出 版 者　科学技术文献出版社

地　　　址　北京市复兴路 15 号　邮编　100038

编 务 部　（010）58882938，58882087（传真）

发 行 部　（010）58882868，58882870（传真）

邮 购 部　（010）58882873

官 方 网 址　www.stdp.com.cn

发 行 者　科学技术文献出版社发行　全国各地新华书店经销

印 刷 者　北京地大彩印有限公司

版　　　次　2024 年 5 月第 1 版　2024 年 5 月第 1 次印刷

开　　　本　710×1000　1/16

字　　　数　118 千

印　　　张　13

书　　　号　ISBN 978-7-5235-1357-6

定　　　价　98.00 元

《中国医学临床百家》 总序

Preface

韩启德

欧洲文艺复兴后，以维萨利发表《人体构造》为标志，现代医学不断发展，特别是从 19 世纪末开始，随着科学技术成果大量应用于医学，现代医学发展日新月异，发生了根本性的变化。

在过去的一个世纪里，我国现代化进程加快，现代医学也急起直追。但由于启程晚，经济社会发展落后，在相当长的时期里，我国的现代医学远远落后于发达国家。记得 20 世纪 50 年代，我虽然生活在上海这个最发达的城市里，但是母亲做子宫切除术还要到全市最高级的医院才能完成。我患猩红热继发严重风湿性心包炎，只在最严重昏迷时用过一点青霉素。20 世纪 60—70 年代，我从上海第一医学院毕业后到陕西农村基层工作，在很多时候还只能靠"一根针，一把草"治病。但是改革开放仅仅 40 多年，我国现代医学的发展水平已经接近发达国家。可以说，世界上所有先进的诊疗方法，中国的医生都能做，有的还做得更好。更为可喜的是，近年来我国医学界开始取得越来越多的原创性成果，在某些点上已经处于世界领先地位。中国医生已经不再盲从发达国家的疾病诊疗指南，而能根据我们自己的经验和发现，根据我国自己的实际情况制定临床标准和规范。我们越来越有自己的东西了。

要把我们"自己的东西"扩展开来，要获得越来越多"自己的东西"，就必须加强学术交流。我们一直非常重视与国外的学术交流，第一时间掌握国外学术动向，越来越多地参与国际学术会议，有了"自己的东西"也总是要在国外著名刊物去发表。但与此同时，我们更需要重视国内的学术交流，第一时间把自己的创新成果和可贵的经验传播给国内同行，不仅为加强学术互动，促进学术发展，更为学术成果的推广和应用，推动我国医学事业发展。

我国医学发展很不平衡，经济发达地区与落后地区之间差别巨大，先进医疗技术往往只有在大城市、大医院才能开展。在这种情况下，更需要采取有效方式，把现代医学的最新进展以及我国自己的研究成果和先进经验广泛传播出去。

基于以上考虑，科学技术文献出版社精心策划出版《中国医学临床百家》丛书。每本书涵盖一种或一类疾病，由该疾病领域领军专家撰写，重点介绍学术发展历史和最新研究进展，并提供具体临床实践指导。临床疾病上千种，丛书拟以每年百种以上规模持续出版，高时效性地整体展示我国临床研究和实践的最高水平，不能不说是一个重大和艰难的任务。

我浏览了丛书中已经完稿的几本书，感觉都写得很好，既全面阐述了有关疾病的基本知识及其来龙去脉，又介绍了疾病的最新进展，包括作者本人及其团队的创新性观点和临床经验，学风严谨，内容深入浅出。相信每一本都保持这样质量的书定会受到医学界的欢迎，成为我国又一项成功的优秀出版工程。

《中国医学临床百家》丛书出版工程的启动，是我国现代医学百年进步的标志，也必将对我国临床医学发展起到积极的推动作用。衷心希望《中国医学临床百家》丛书的出版取得圆满成功！

是为序。

2016 年作于北京

作者简介

Author introduction

吕帆，温州医科大学教授，医学博士，博士研究生导师。温州医科大学眼视光医学部主任。毕业于美国新英格兰视光学院，专注眼科和视觉科学研究，所领衔的团队致力眼科和视觉科学基础研究和临床发展，在近视实验模型、眼球成像与疾病发生机理、临床儿童复杂屈光问题等方面有所建树，同时在创建眼视光学高等教育等方面做出重要贡献。在国内外专业学术界担任领导职位：教育部临床医学类专业教育指导委员会副主任、国际角膜塑形和近视防控学会亚洲分会主席，中国医师协会眼科分会副会长、中华医学会眼科学分会眼视光学组组长等，曾任温州医科大学校长和书记。获国家科技进步奖二等奖、国家教学成果二等奖、浙江省科技进步一等奖等奖项，承担科技部重点专项、国家自然科学基金重点或国际合作项目等20 多项项目或课题，荣获国家万人计划名师、浙江省特级专家。全国第十、第十一届全国人大代表。

前　言

Foreword

2024 年一到来，科学技术文献出版社的编辑部主任就催促我，启动《隐形眼镜与眼健康 2024 观点》的撰写工作。我非常敬佩出版社老师敏锐的科学嗅觉和推动作者不断向前的力量，就是在这样的推力下，我们团队又一次出发……

隐形眼镜是科技时代的科学产物，不断改变着人们的认知，不断成为医疗领域的先进技术，也不断被扩延出更多的科学用途。其不仅在视觉矫正、角膜安全、眼表治疗和近视防控中发挥重要作用，同时也增扩至健康的其他领域，如药物载体、体液生物变化探测等。

隐形眼镜的角色多种多样，但在近两年，其对人们的影响莫过于在近视防控中的角色。科学家从最初的角膜塑形镜（OK 镜）的验配至研究、发现其对近视进展的缓解作用，最后引发了科学探究其机理的热情。

至此，隐形眼镜成为近视防控的排头兵。诸多近视临床干预新技术，如多焦点软镜、特殊光学设计的框架眼镜等，基于角膜塑形研究启发的机理，同时又在机理探索中不断深耕，不断迭代新的技术。

近几年隐形眼镜领域的科学一直处于稳定发展中，围绕三大焦点不断推进：一是隐形眼镜中的角膜塑形镜对发展中近视起到缓解作用，其中的机理得到了深入探索，从而带动了软镜新设计和框架眼镜创新设计在近视防控中的研究和应用；二是隐形眼镜在材料和设计上更加丰富和创新，为复杂眼病的治疗提供了新途径、新方法，如角膜问题、复合散光问题、先天性婴幼儿视力矫正问题等；三是隐形眼镜具有与眼表接触又"隐形"的特点，在高科技发展时代，被称为眼部诊治的器具或载体，同时也成为新一代视觉信息获取的重要载体之一。

《隐形眼镜与眼健康 2024 观点》，保持了观点类图书一贯推崇的特色，基于临床问题的逻辑，步步推进对问题的诠释，重点提出实践应用和相关发展的趋势。根据读者反馈，在整体布局上做了调整，如以隐形眼镜的基本矫正原理为启头部分，方便读者贯通性理解。用较多笔墨来阐述其临床研究现象及机理研究的验证，在清晰回答人们关心的近视防控问题和作者观点同时，启发大家聆听有关近视的科学实验，跟着科学的脚步走。

除了提供最新的隐形眼镜科技成果及近视防控的研究进展

外，本书继续浓墨重彩地描述隐形眼镜的一些独特之处，例如，如何解决临床上一些不规则散光的复杂病例、双眼屈光参差问题、高度近视远视成像放大率问题等，在阐述这些观点时，非常注重其背后的原理，以便读者了解原理，并举一反三地科学应用隐形眼镜。

作为临床医师，总是不忘提醒隐形眼镜所伴随的风险因素依然存在，强调严格的临床验配科学流程和安全监控是保障安全的关键。尽管科技的发展、医疗的成熟、民众的高素养、安全问题不再成为隐形眼镜的"窄颈"，但隐形眼镜作为与人眼表面接触镜片，安全意识仍然不容懈怠。

科学内容，难免会用到数据、图表和专业术语进行描述，会有些枯燥和拗口。为了更好地理解，我们又做了一些创意，就在每一个观点文本的最后，罗列出核心要点。

科学技术文献出版社还是保持一贯的风格，将"观点"一书的主动权交给作者，赋予作者最大自由发挥思辨个性特征。面对编辑部的信任、坐拥一批忠实而高水准的读者朋友，我们将再版观点一书作为义不容辞的使命。

我邀请了在临床一线工作并极富验配经验的刘新婷医师、毛欣杰医师、姜珺医师、金婉卿医师、袁一民医师，还安排我指导的研究生郑谷、李子璇、胡诗琪、汪庆映等帮助收集资料、整理文本、绘制图片。这几位既富有知识和技能又满有才气的年轻学者，给了我启迪和帮助，让本书呈现出独特的理论解读和实用韵味，在此一并感谢。

温州医科大学附属眼视光医院

2024 年 3 月

目 录
Contents

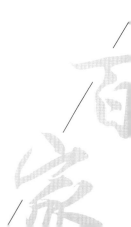

隐形眼镜与眼睛共同构建
优质眼睛光学系统

1. 隐形眼镜是"光学镜头"之一

人眼具有光学镜头的功能，可将外界物体完美地成像在眼底，并通过神经系统传递至大脑视觉中心进行加工，形成视觉。

人眼的光学系统出现"差错"，专业术语称为屈光问题，其是不可避免的。从出生到儿童时期，人眼有个眼屈光正视化的过程，不少儿童在这个过程中会出现屈光问题；而在步入中老年时又会产生老视。青少年的近视现患率越来越高，据科学家预测，2050 年近视患病人数将高达世界人口数半数以上，超过 47.58 亿人，形势严峻，不可避免。因此，我们对屈光矫正方式的探索永无止境，不断寻找更"理想"的矫正方法。

所谓的"理想"，是更适合患者个体的需求。框架眼镜最早进入人们的生活，但其对某些特定人群来说有明显的局限，最主要的是其改变了人的自然面容。不少人对保持自然面容很有要求，比较突出的人群就是年轻女性；还有一些特殊职业人员，无法配戴框架眼镜，如从事篮球、田径等需要碰撞的运动者；还有一些人有更专业性矫正或治疗的需求，如高度近视、高度远视、无晶状体眼和屈光参差等患者，不仅需要自然面容，还需要更好的成像或融像（图 1-1）。有需求就有创新动力，由此"隐形"的眼镜也应运而生。

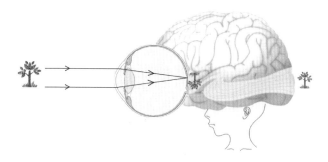

图 1-1 外部—眼球—成像—大脑和神经系统—物体

隐形眼镜就是把凹透镜和凸透镜制成薄片，直接覆盖在角膜之上，通过透镜对光的折射，使物像呈现在视网膜上，在一定程度上代替眼球的变焦功能，达到将不同距离的物体清晰地呈现在视网膜的效果。隐形眼镜、液体透镜（亦称"泪液镜"，位于隐形眼镜的后表面与角膜的前表面之间，由泪液所组成）以及眼球的屈光系统组成一个完整的光学屈光系统，从外观上和方便性两方面，给近视、远视、散光等屈光不正患者带来了很大的改善（图 1-2）。

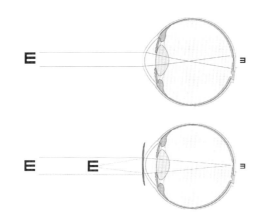

图1-2　近视成像原理和隐形眼镜矫正近视的原理示意

　　隐形眼镜光学性能与框架眼镜的光学镜片同理，但是由于隐形眼镜与角膜相贴，所构建的光学系统更接近正常的眼球光学系统，因此，隐形眼镜在履行普通光学镜片的功能之外，还有其独特的能力，如更好地解决高度近视或远视的光学质量、高度散光问题、圆锥角膜或角膜瘢痕、双眼屈光参差问题等。

　　在后面的诸多观点中，我们可以进一步了解隐形眼镜独特的应用价值。

- 人眼拥有完善的光学系统，但在人的一生中会出现不同程度的屈光问题，需要光学矫正。
- 隐形眼镜是光学镜片的独特类型，特点是与人眼表面接触，可与人眼构建起新的光学系统。
- 隐形眼镜能矫正各种屈光不正，同时能解决普通框架眼镜解决不了的问题，如高度屈光不正、角膜问题引发的高度散光或不规则问题等。

2. 隐形眼镜和角膜之间的"泪液镜"

隐形眼镜并不直接接触角膜，而是处在角膜前面的泪液中，隐形眼镜和角膜之间的泪液形成的光学透镜，这样的一种结构（图2-1），形成了特殊的光学性能，可以解决临床上的一些难题。

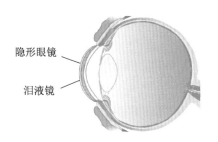

隐形眼镜

泪液镜

图2-1 泪液镜示意

在屈光不正人群中约40%有明显的散光，眼散光主要来自角膜前表面，对于一般性散光，可以利用硬性球性隐形眼镜镜片与角膜之间形成的泪液镜实现矫正，方法简单，不仅可以克服框架眼镜矫正可能存在的视物变形、扭曲等问题，还具备更佳的视觉矫正效果。

隐形眼镜配戴产生的总的光学效果是镜片屈光力与泪液镜之和。

为便于计算，可以把隐形眼镜与泪液镜看作两个分别在空气中的透镜：以LL代表泪液镜度数，BC代表镜片基弧（以D为单位），K为角膜前表面曲率（以D为单位），则存在这样的近似关系式：

$$LL = BC - K$$

如果 BC 比 K 平坦，LL 为负值，即产生的泪液镜是负透镜（图 2 - 2A）；如果 BC 与 K 匹配，LL 为零，即产生的泪液镜是平光镜（图 2 - 2B）；如果 BC 比 K 陡峭，LL 为正值，即产生的泪液镜是正透镜（图 2 - 2C）。

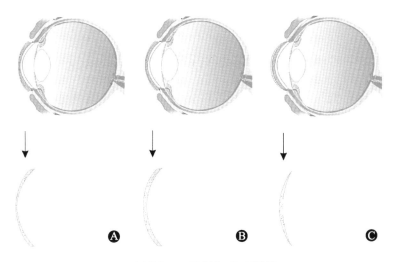

A. 负透镜；B. 平光镜；C. 正透镜。

图 2 - 2　泪液镜类型

例如，散光矫正（图 2 - 3）临床验光处方中的散光部分为眼镜平面的人眼总散光，通过顶点距离的换算可以转化为角膜前顶点平面的总散光。通过角膜曲率计测量可以得到角膜前表面中央的散光值，为角膜散光。角膜平面的人眼总散光和角膜散光的差值即为预期的残余散光量，配戴硬性球性隐形眼镜后的残余散光量约等于眼内散光量。

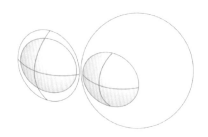

图 2-3　散光矫正示意

例：已知：验光处方 = plano/ − 2.00 × 90

　　　　　角膜曲率计测量结果：43.00@90/46.00@180

可以看出，眼散光全部来自角膜前表面，即在水平子午线，角膜屈光度为 0 D；在垂直子午线，角膜屈光度为 − 2.00 D。

此时，若选择隐形眼镜的后表面曲率为 43.00 D，则镜片后表面与角膜前表面形成了一个轴位在水平线的负泪液散光镜片，正好抵消了散光。

选择的镜片必须有良好的成形性，因为镜片如果过于软会随着角膜的形状而改变自身形态，失去了泪液透镜的矫正效果，所以对于角膜散光的矫正而言，硬性隐形眼镜（简称"硬镜"）的矫正效果要优于软性隐形眼镜（简称"软镜"）。因此，临床上若散光在 2.50 D 以内时，我们一般首选硬性球性隐形眼镜，使得验配更加简单有效。

角膜因某些疾患变得不规则，产生不规则散光。常见的有角膜瘢痕造成角膜不规则等，其无法通过不规则散光框架眼镜进行矫正，此时硬镜则发挥良好的矫正作用。硬镜主要依靠其镜片和角膜之间填充了泪液，而此时泪液填平的角膜的不规则部分，改善了视力。

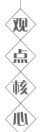

- 隐形眼镜与角膜之间有泪液充盈，这部分泪液构建起一个"泪液镜"，其可以是平光的，亦可是凹透镜或凸透镜。
- 人眼大部分的散光来自角膜，此时泪液镜可发挥矫正角膜散光的作用。
- 人眼角膜若存在不规则，泪液的填充功能可发挥作用，其可以有效消除这些瘢痕造成的不规则散光，起到相对较好的光学矫正效果。

3. 光学和生物学的双重角色

隐形眼镜最大的特点是镜片和眼表相接触。

隐形眼镜和泪膜及角膜一起组成一个独特的光学系统，在成像质量、视力、放大率、视野、矫正散光等方面有独特的光学性能，可改变眼球的视觉功能，为临床矫治带来了新的契机。

与此同时，隐形眼镜与角膜及其他眼表组织发生接触或作用，存在一定程度的安全隐患，必须加以监控和防范。

20 世纪 80 年代末至 90 年代初，隐形眼镜尤其是软性隐形眼镜，进入初期发展阶段。隐形眼镜的安全性受到质疑，其引发了严重的角膜问题，如因缺氧引起角膜上皮点染、知觉降低、新生血管、内皮改变等，最严重的是由于感染导致角膜溃疡，严重威胁视力。

随着生物医学和临床医学的发展，隐形眼镜在材料、设计、配戴方式、专业验配等各方面都已取得很大的进步，安全性随之提高。百姓的认知水平和依从性也大大提高，因此隐形眼镜的使用率正逐年增高，其导致的严重安全问题已经很少发生。据统计，2020年全球近视患者约为25亿，中国近视人数达6亿；目前全球隐形眼镜配戴者数量约1.4亿，且还在不断上升，可见隐形眼镜的有效性和安全性已深受认可。但由于其直接接触眼睛、对护理要求高、需要很好的依从性等特点，以及实际配戴时存在许多复杂因素的干扰，并不是所有人都适合戴隐形眼镜。那么，哪些人或哪些情况下不建议配戴隐形眼镜或需要严格安全监控呢？（图3-1）

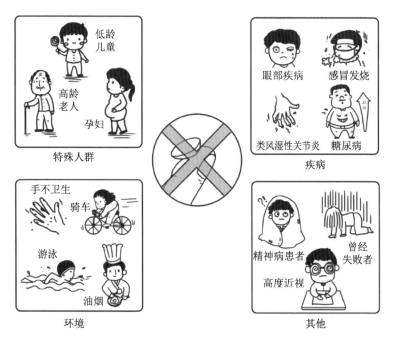

图3-1　不适宜配戴隐形眼镜者或需要医师监控下配戴者

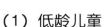

（1）低龄儿童

①年龄过小的儿童在安全意识方面存在不确定性，加上自理能力相对弱，不注意卫生，对于隐形眼镜严格要求的清洗消毒和配戴程序很难较好地掌握和坚持，容易造成眼部感染和伤害角膜。②由于他们对眼部问题的感知较低，难以在早期发现问题，若缺乏家长的密切监督，很可能因为没有及时处理而造成严重后果。某些儿童特殊疾患，如先天性白内障术后无晶状体眼、双眼屈光参差造成的弱视等，隐形眼镜是治疗或矫正首选，则需要在医师和家长的严密监控下进行。

（2）高龄老人

随着年龄的增加，人眼会逐步发生组织退行性变化，眼局部的抵抗力下降，眼球耐受缺氧的能力略有下降。高龄老人由于整体生理性退化关系，在配戴操作、问题感知方面也有影响，因此，老年人尤其是高龄老人需要在验配和护理时，更加需要注意眼表健康。

（3）孕妇

妊娠引起的激素和系统性变化会影响角膜的代谢（雌激素和孕激素水平的提高，引起水钠滞留），因为水的滞留使得角膜水肿并改变其曲线，所以首次配戴者最好在妊娠后且角膜曲率稳定后配戴，已经配戴者若无任何问题可继续配戴，若有不适或其他问题，可考虑重新配适或停戴。

（4）身体存在健康问题或处于特殊时期者

①发烧时眼睛的局部抵抗力下降，泪液分泌减小，角膜代谢

不好，进而影响视力。②感冒时患者手上会携带大量病菌，它们很容易在摘戴隐形眼镜时进入眼中。③有过敏症的人配戴隐形眼镜易引起并发症，如眼睛瘙痒、红肿、干涩等（哮喘患者通常更为敏感），需要严格随访。④有眼部疾病或异常（如角膜炎、结膜炎、干眼症、沙眼、睑缘炎、眼球突出等）的患者，一般不建议配戴，或者需要配戴特殊类型的隐形眼镜，同时，有活动性眼病的患者在病情缓解后配戴。⑤有系统性疾病的患者配戴隐形眼镜时，必须小心地考虑隐形眼镜可能带来的后果。糖尿病患者的角膜特点是敏感性降低、基质水肿和角膜上皮点染，容易导致溃疡感染和愈合减慢，配戴隐形眼镜可能会加重上述情况，但在密切观察角膜的前提下，可以考虑给轻中度糖尿病患者配戴隐形眼镜；类风湿性关节炎的患者通常有眼部症状（如角膜炎、巩膜炎等），其双手操作能力受限，摘戴、护理隐形眼镜可能都有困难；其他影响双手操作能力的疾病，如双手震颤、皮炎、牛皮癣等患者也不适合配戴隐形眼镜；甲状腺疾病患者有内分泌变化、瞬目不完全和角膜暴露的潜在可能，也是隐形眼镜的非适应证。

（5）个人卫生习惯不良

隐形眼镜的护理尤为重要，据了解不良的卫生习惯是造成戴镜后角膜并发症发生的最常见因素。因此对配戴者的个人卫生要求非常高，如勤剪指甲、摘戴镜前都要洗手及摘戴都要用护理液仔细清洗镜片等。倘若无法做到这些护理，不建议配戴隐形眼镜。

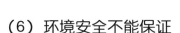

（6）环境安全不能保证

①工作环境不良的人，如工作场所有挥发性酸碱物、油烟、灰尘、蒸汽等，这些物质易进入眼睛或在镜片中（尤其是硬性隐形眼镜）累积并刺激眼睛，引起不适，很容易造成眼部炎症。②一些运动，如长途骑车，因空气对流明显加速，会使隐形眼镜所含的水分减少，镜片逐渐干燥变硬，易损伤角膜，需要谨慎。③游泳时也不宜戴隐形眼镜，一是在游泳时不能保证眼睛处在清洁的卫生条件下；二是镜片容易丢失且很难找回；三是因为隐形眼镜有吸附性，水中病原微生物很容易沉积在镜片上，严重者可能引起流行性结膜炎、沙眼等传染性眼病。

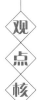

- 隐形眼镜镜片和眼睛表面相接触，其使用安全始终位于首位。
- 之前由于人们对隐形眼镜的认知水平低下及材料或设计的限制，隐形眼镜引发了严重的安全问题；科学发展的今天，隐形眼镜的安全性极大提升，但仍然需要不放松安全监控。
- 低龄儿童、高龄老人、孕妇、身体存在健康问题或处于特殊时期者、个人卫生习惯不良及环境安全不能保证的人群，在选择隐形眼镜时需要慎重，需要严格安全的健康保障。

隐形眼镜中的硬镜和软镜

4. 隐形眼镜的材料

根据隐形眼镜的材料特征，分为"软镜"和"硬镜"两大类。

软性隐形眼镜（简称软镜）于 20 世纪 70 年代开始被大规模应用，并迅速成为临床上最普及的隐形眼镜。由于材料柔软、亲水，软性隐形眼镜具有高度的可塑性和良好的初戴舒适性，并具备相当的透氧性，以保证配戴期间的角膜生理需求。同时软性隐形眼镜还具有可间歇配戴、镜片很少脱落等优点。

硬性隐形眼镜（简称硬镜），其中由高透氧性硬性材料构建的硬镜，简称 RGP 镜。硬性隐形眼镜无论从设计、制作、材料，还是验配哲理方面均有其独特的性质，在临床应用方面与软性隐形眼镜既存在一些共性，如矫正屈光不正的作用，但又具有软性隐形眼镜无法代替的应用价值，如镜片材料的透氧性、优质光学性能、对角膜散光的良好矫正作用、对疾病（如圆锥角膜等）的屈光矫治等。

随着现代科技的进步，各个领域的成就不断转化、嫁接、移植或渗透到隐形眼镜领域，包括航天材料发展、数字领域创新、生物学新发现等。隐形眼镜材料也进入了新的科技应用和发展时代，不断朝更科学、更安全的方向变化。

（1）材料的变化

接触镜的材料不仅要考虑到角膜的湿润和舒适性，同时在耐用、个性化上不断推陈出新。

1）水凝胶材料

20世纪60年代，水凝胶软性接触镜的问世彻底改变了隐形眼镜的命运。美国化学家 Otto Wichterle 和 Drahoslav Lim 博士在1961年研制出了水凝胶材料 HEMA（2-羟乙基甲基丙烯酸酯），它的主要优势在于优质的水分吸收性能。较高的水含量通常意味着镜片更柔软和湿润，从而可提供更舒适的配戴体验，逐渐成为普遍使用的隐形眼镜材料。水凝胶材料具备良好的生物相容性，即对眼部组织和泪液不会产生刺激或过敏反应。

2）硅橡胶材料

硅橡胶作为一种独特的接触镜材料，根据其物理特性，属于软性镜片类别。与其他软性镜片材料不同的是，硅胶弹性体不含水，与硬性材料类似。硅胶弹性体具有高度的氧气和二氧化碳透过性，因此对角膜的呼吸干扰较少。

在现代接触镜材料的发展中，硅水凝胶和硅氢凝胶，具有出色的氧气透过性，能够为眼睛提供充足的氧气供应，从而减少角膜缺氧的风险，使配戴者在长时间配戴时也能保持舒适。同时，这些材料具备较高的水含量，能够提供更柔软和湿润的镜片表面，进一步增加配戴的舒适性。

3）硅水凝胶材料

硅水凝胶材料的问世使得隐形眼镜在透氧性能上得到了巨大的提升。例如，相比传统水凝胶材料，硅水凝胶隐形眼镜能够让更多的氧气进入眼睛，减少戴镜时的不适感。硅水凝胶隐形眼镜能够让 5~6 倍的氧气穿透镜片，这对于维护角膜的健康至关重要。

4）高透氧性材料

在探索硬性透气性隐形眼镜材料过程中不断研究和创新，1971 年，科学家尝试将硅与 PMMA 结构相融合，开创了一种全新的接触镜聚合物——硅胶丙烯酸酯。为了进一步提高材料的生物相容性，研究人员还尝试添加其他成分（如苯乙烯和氟化物）。随着眼科技术的进步，定制化 RGP 镜片逐渐成为可能。这种个性化的镜片能够更好地适应每个人的眼球曲率和独特需求，提供更高的视觉质量。

（2）工艺的变化

软镜和硬镜材料通过接枝、涂层、混合其他成分或改性工艺等方法，更好地提升了接触镜的功能。

1）等离子处理

硅水凝胶材料和一些高透氧的 RGP 材料因硅氧基团的存在使表面变得疏水，易于蛋白和脂类沉淀，降低了配戴的舒适性、清晰度及安全性。为改善镜片表面的生物相容性，可通过等离子处理，利用无机气体的射频等离子体处理在高分子生物材料表面引入各种活性功能基团，改善接触镜材料表面亲水性，降低表面张力，从而减少细菌、蛋白质、脂质等在材料表面的吸附能力，提升镜片的总体光学性能和实际应用效果（图4-1）。

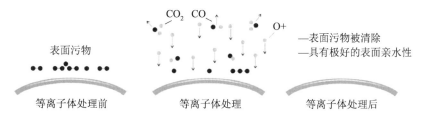

图4-1 等离子处理后改善镜片表面性能

2）光致变色材料

一部分隐形眼镜配戴者抱怨在平日的生活和工作中总会受到光线照射的困扰，因此研发者将一些光致变色分子均匀混合在镜片基质中。在室内，一些光致变色分子处于活跃状态，可过滤强光和蓝光；在室外，当暴露于紫外线和（或）强光下时，更多的光致变色分子被激活（图4-2），可过滤高达70%的可见光，达到智能感光，适应不断变化的光照条件，以提供舒适的视觉体验。

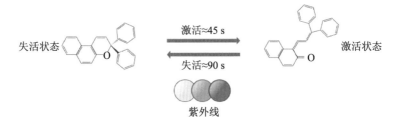

图 4-2 光致变色材料工作原理

3）抗菌材料

微生物黏附导致感染性角膜炎是接触镜并发症中最严重的一种。如果通过镜片材料的研发减少微生物对镜片的黏附性，将大大降低感染的风险。研究表明，通过将一种银纳米粒子（AgNPs）接枝在水凝胶软性隐形眼镜，可以减少蛋白质沉积，增加隐形眼镜的抗微生物作用，目前该应用已成功在英国上市。还有将多黏菌素 B，一种抗微生物大分子接枝于水凝胶镜片上，使细菌细胞具有更大的透水性，通过增加吸水使细菌爆裂达到抗菌效果。

4）可降解材料

生物可降解材料是另一个备受关注的领域，科学家正在寻求利用可降解材料来制造环保型的接触镜，减少对环境的影响。例如，生物可降解材料可以在使用后自然分解，减少对垃圾填埋场和海洋的污染。

通过对接触镜材料的发展历程和不同种类的介绍，以及未来的发展趋势与展望，能够更全面地了解接触镜的多样性与选择，为自己找到最适合的接触镜类型，从而获得更好的视觉体验与眼睛健康。

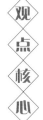

- 根据材料特性，隐形眼镜可分为"软镜"和"硬镜"两大类。
- 软镜和硬镜各有特点，在临床上应用的场景不同。
- 航天、生物、生产工艺等领域的快速发展，为隐形眼镜材料及生产工艺的提升注入科学发展资源。
- 智能接触镜和可降解的生物材料是未来的发展趋势。

5. 硬性隐形眼镜

硬性隐形眼镜（hard contact lens，HCL）可分为硬性非透气性隐形眼镜和硬性透气性隐形眼镜两种类型。硬性非透气性隐形眼镜主要由 PMMA 材料制作，光学性能好，但透气性差，临床上一般制作试戴镜。目前，硬性透气性隐形眼镜（rigid gas permeable contact lens，RGPCL），也称为 RGP 镜，包括角膜塑形镜（OK 镜）、日戴型 RGP、巩膜镜，临床上使用的多为前两种。在本章内容中，我们主要关注硬性透气性隐形眼镜（RGP 镜）。

（1）硬性隐形眼镜的特性和种类

硬性隐形眼镜包含以下 2 个特性：低含水量和高透气性。

硬性透气性隐形眼镜的含水量通常 <1%，导致其具有较高的硬度，无论在护理液中还是在眼睛中都可以保持固态，尤其配戴在角膜上不会随着角膜形状改变。常规的 RGP 镜片直径的设计比角膜直径小。

硬性隐形眼镜的"透气"指的是这种材料能够很好地将空气

中的氧气透过镜片到达角膜，也被称为硬性透气性隐形眼镜。除了材料的透气性外，RGP 镜的活动度比软性隐形眼镜大，通常在 1～2 mm 的范围。这种较大的活动度有利于镜片下方的泪液与外部的泪液进行交换，外部的泪液富含氧气，通过与镜片下方的泪液交换，部分氧气得以供给角膜。

（2）硬性隐形眼镜的类型及临床应用

1）普通硬性隐形眼镜

矫正高度角膜散光：人的眼睛产生的散光来源于角膜和眼内各屈光界面（主要为晶状体）的异常等多种因素，其中角膜散光是主要的来源，硬性隐形眼镜与角膜之间形成的泪液镜具备矫正角膜散光作用，一般 3.00 D 以内的散光可以先采用球性 RGP 镜片。有研究显示，角膜散光较高时（3.00 D 以上），环曲面设计的硬性隐形眼镜的稳定性高于球面设计的硬性隐形眼镜，可减少镜片异物感，提高舒适度。

矫正屈光参差：人眼融像的高级阶段是立体视觉，当两眼屈光参差 >2.50 D 时，双眼融像就会出现困难，从而影响立体视功能。非球面设计的硬性隐形眼镜不仅可以减少像差的产生，还可以通过泪液镜弥补不规则的散光。如果在视觉发育的重要时期因为一眼或者双眼屈光力的差距过大，就会导致双眼的视网膜中心凹处形成的物像大小不同，久而久之形成屈光参差性弱视。使用硬性隐形眼镜可以对远视程度较高的眼进行全矫，配合遮盖，可以消除弱视眼的形觉剥夺作用，重新建立双眼的立体视觉，达到矫正效果。

无晶状体眼的矫正：对于无晶状体眼患者，往往有手术或外伤的病史，角膜对缺氧的耐受性相对低；对于婴幼儿患者，镜片最好能过夜配戴，以避免频繁摘镜与戴镜，因此，无晶状体眼应尽可能选择高透氧的隐形眼镜。

轻度和部分中度圆锥角膜：配用普通的球面 RGP 镜片。圆锥角膜的 RGP 镜片的验配过程与一般 RGP 的验配过程相似。在配戴前应由眼视光专业人员对配戴者眼部做全面的检查，决定其是否适合配戴 RGP 镜片。通常使用的 RGP 镜片有顶点空隙式、顶点接触式和三点接触式（图 5 – 1）。

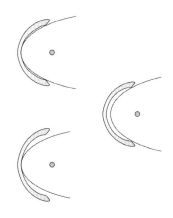

图 5 – 1 圆锥角膜与 RGP 镜片的相互关系

2）角膜塑形镜

角膜塑形镜（orthokeratology lens，ortho-K lens），简称 OK 镜，是一种"倒几何"设计的硬性透气性隐形眼镜，中央平坦中周边陡峭，通过配戴使角膜中央区域的弧度在一定范围内变平，从而暂时性降低一定量的近视度数。角膜塑形镜的使用是一种可逆性非手术的物理矫正近视的治疗方法。

3）巩膜接触镜

巩膜接触镜（scleral contact lens，ScCL）是一种适配于包括角膜缘在内的整个角膜，并于巩膜表面结膜着陆的接触镜。对于严重圆锥角膜且 RGP 镜配戴不理想患者、角膜移植后引起的不规则角膜的情况下，选择此种镜片可获得较好的配适效果和视觉效果，除此之外，它还可以作为载体进行泪液监测或药物储存。

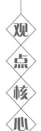

- 硬性透气性隐形眼镜在临床上使用广泛，包括普通硬性隐形眼镜、角膜塑形镜、巩膜接触镜。
- 普通硬性隐形眼镜通过泪液镜提供比软性隐形眼镜、框架眼镜更好的光学矫正效果和舒适度。
- 角膜塑形镜通过"倒几何"设计压平角膜，达到暂时性矫正近视度数的效果，其近视防控的有效性已得到多项临床研究的证实。
- 巩膜接触镜是一种不接触角膜、完全由巩膜支撑的大直径、硬性透气性接触镜。近年来随着其安全性的不断提高，临床应用范围也逐渐广泛。

6. 软性隐形眼镜

软性隐形眼镜是由特殊材料制成，质软，模拟眼角膜前表面形态，直接附着在角膜表面的泪液层上，并能与人眼生理相融，从而达到矫正视力、美容、治疗等功能的镜片。

（1）软性隐形眼镜的特性

1）含水量

软性隐形眼镜的含水量一般在30%~80%。

2）离子性

软性隐形眼镜的离子性会影响溶液的相容性和沉淀物的形成等。大多数沉淀物由泪液中带正电荷的物质和镜片材料表面的负电荷结合而成（图6-1）。

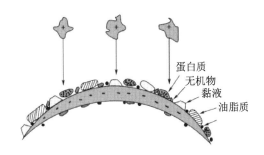

蛋白质
无机物
黏液
油脂质

图6-1 离子性材料沉淀物形成的原理

3）透气性

镜片和空气中的氧气输送和二氧化碳排出的过程决定了角膜的健康。

（2）软性隐形眼镜的类型

1）普通软性隐形眼镜

用于屈光不正、屈光参差的矫正。

2）治疗型软性隐形眼镜

屈光手术后：术后常规使用的绷带镜通过覆盖角膜神经减缓

疼痛，这种镜片的配戴在术后 3～5 天上皮愈合后停止使用。

眼科术后：角膜移植术后配戴软性隐形眼镜可以起到保护角膜上皮术后植床与植片间的分离、减少感染的作用。

大泡性角膜病变的治疗：此类角膜问题会出现角膜上皮及基质水肿，需要隐形眼镜来减少眼睑摩擦所导致的水泡破裂、眼部剧痛、流泪等。

复发性角膜上皮糜烂：临床上常使用较薄、中低含水量的镜片用于长时间配戴，有助于角膜上皮及细胞间连接结构的生长修复。

眼表美容：此类镜片设计的目的在于改变瞳孔的颜色或者遮盖眼球，例如，有角膜白斑、严重到无法手术治疗的白内障及严重变形眼球的人群，配戴治疗性隐形眼镜可以起到改善外观的作用。

此外，其他矫正或治疗目标的软性隐形眼镜也不断推陈出新，如矫正老视、近视防控等镜片。但两种隐形眼镜的特性和临床应用各有特点（表 6-1）可以按需求选择。

表 6-1　两种隐形眼镜的特性和临床应用

	类型	
	软镜	硬镜
材料	高含水量	高透氧性
舒适度	柔软，有弹性	硬，异物感重
适应期	不需要	需要
个性定制	不需要	需要

（续）

	类型	
	软镜	硬镜
沉积物	不耐受，需要定期更换	抗蛋白沉淀，安全性高
更换周期	短，数天至年不等	长，1~1.5 年
临床应用	屈光不正的矫正	
	屈光参差的矫正	
	圆锥角膜治疗	
	近视防控	
	治疗型接触镜	高度散光的矫正
	眼表美容	无晶状体眼
	双焦点镜	角膜塑形镜
	多焦点镜	巩膜接触镜

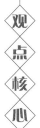

- 软镜由于其柔软的材质给配戴者带来舒适的体验，其中眼镜的含水量、离子性和透气性都会影响最终的配戴效果。
- 软镜在临床上应用众多，除了普通矫正光学度数的作用外，还普遍用于眼科术后及疾病的治疗，对于老视人群，还有双焦点及多焦点类型的隐形眼镜以满足不同层次的需求。

参考文献

1. 朱琳，张姝贤，刘菁华，等. 巩膜接触镜的临床应用及研究进展[J]. 中华眼视光学与视觉科学志，2023，25(6)：476-480.

2. 中华医学会眼科学分会眼视光学组. 硬性透气性接触镜临床验配专家共识

（2012 年）[J]. 中华眼科杂志, 2012, 48(5): 467 – 469.

3. LAWRENSON J G, SHAH R, HUNTJENS B, et al. Interventions for myopia control in children: a living systematic review and network meta-analysis. Cochrane Database Syst Rev, 2023, 2(2): CD014758.

4. ABDI B, MOFIDFAR M, HASSANPOUR F, et al. Therapeutic contact lenses for the treatment of corneal and ocular surface diseases: Advances in extended and targeted drug delivery. Int J Pharm, 2023, 638: 122740.

5. McMonnies C W. The biomechanics of keratoconus and rigid contact lenses. Eye Contact Lens, 2005, 31(2): 80 – 92.

6. CASCONE S, LAMBERTI G. Hydrogel-based commercial products for biomedical applications: A review. Int J Pharm, 2020, 573: 118803.

7. DIEC J, NADUVILATH T, TILIA D, et al. The Relationship Between Vision and Comfort in Contact Lens Wear. Eye Contact Lens, 2021, 47(5): 271 – 276.

8. ZHENG Y, DOU J, WANG Y, et al. Sustained Release of a Polymeric Wetting Agent from a Silicone-Hydrogel Contact Lens Material. ACS Omega, 2022, 7(33): 29223 – 29230.

隐形眼镜成为青少年近视防控的
"排头兵"

7. 角膜塑形对青少年进展性近视减缓作用进一步得到明确

近视是全球性问题，2018年，中国率先提出儿童青少年近视防控策略，并系统性开展全方位的举措。近视防控有很多关注点，其中之一：针对已经近视的青少年，我们在临床有什么明确的方法可以减缓近视进展，尽可能减少高度近视的发生与发展。

首先来了解一下为什么科学家要从"角膜"入手来解决眼的近视问题。

从 Gullstrand 所建立的模型眼中（图 7 – 1）我们可以看出，角膜在眼球屈光中承担重要作用，它的屈光力有 + 43 D，占比高达全眼球的 70%（全眼屈光力约 + 60 D）。角膜作为一个"光学凸透镜"，其屈光力由其前后表面的曲率和角膜光学介质所决定，在屈光介质相对稳定前提下，我们只要让角膜曲率稍加改变，则可以极大改变角膜的屈光力。从模型眼中基本可以计算出，只要角膜前表面的曲率稍微平坦0.1 mm，则屈光力的改变为0.50 D。

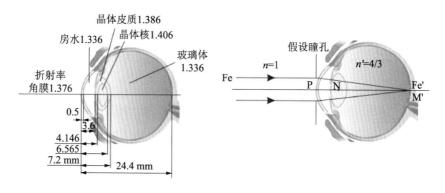

图7-1　角膜所形成的透镜的屈光力占眼总屈光力的70%

角膜屈光手术就是采用了这个光学原则，通过在角膜表面切削或角膜内切削（图7-2），以非常精准的切削技术，实现近视度数消除，达到预期改变。由于角膜屈光手术采用了"切削"的方式，手术的效果比较稳定。

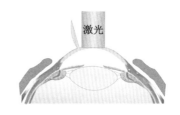

图7-2　角膜屈光手术的"切削"示意

角膜塑形改变角膜前表面形态，从光学角度来看，原理是一致的。角膜塑形镜是一种特殊设计的（图7-3）的隐形眼镜，其塑形功能主要是通过镜片和角膜之间的物理性力量来实施的，包括眼睑的力量、镜片和角膜之间的泪液层所形成的张力等来实现，从而逐步实现角膜前表面的形态变平坦。

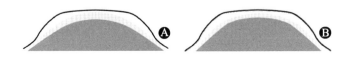

A. "倒几何"设计的镜片；B. 角膜前表面变平坦。

图 7-3　角膜塑形镜的设计示意

角膜配戴角膜塑形镜后，仅半个小时就能发现近视度数下降。若采用夜晚戴镜白天摘镜的方式，预期的近视度数下降量一般发生在配戴后的 1～2 周内，当达到最大下降程度后，度数不再变化。

受角膜形态本身的限制，角膜塑形镜能降低的近视度数一般在 -6.00 D 以内，超过 -6.00 D 的近视度数就很难完全降低，度数越高难度越大，同时风险也加大，-4.00 D 以内的近视被认为是最合适的度数。不仅仅是近视度数，散光度数也能通过配戴镜片来减少，现在镜片设计的发展使得更高的散光也能通过配戴散光设计的角膜塑形镜来达到较好的矫正效果。

但是，角膜具有一定的记忆性，就算之前被角膜塑形镜塑形了，只要有足够的时间还是会恢复到原来的、最初的形状，也就是说不戴镜片后下降的近视度数迟早是要恢复的，这被称为角膜塑形镜的"暂时性"和"可逆性"，其暂时性和可逆性保证了配戴效果不好时还可以回到原来的初始状态，是区别于角膜屈光手术的特征性非手术的方法，成为青少年近视患者的一种选择。

在角膜塑形镜验配的临床研究实践中，有一项发现，让大家兴奋不已，即角膜塑形有延缓近视进展的作用。比较典型的早期研究设计来自香港理工大学 Pauline Cho 团队（图7-4），他们研究发现，配戴角膜塑形镜 2 年后玻璃体腔长度增加（0.23 ± 0.25）mm，而配戴普通框架眼镜的对照组玻璃体腔长度增加（0.48 ±0.23）mm。此外，研究结果显示配戴角膜塑形镜的儿童与配戴普通框架眼镜的儿童在 2 年复查时眼轴增长分别为 0.29 mm 与 0.54 mm，因此 Pauline Cho 团队提出猜想认为角膜塑形镜可能同时具有矫正近视和预防近视发展的作用。

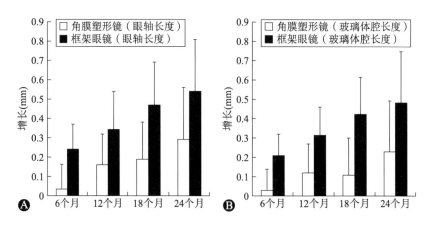

A. 配戴角膜塑形镜组比配戴普通框架眼镜组的眼轴长度短；B. 玻璃体腔长度增加少。

图7-4　角膜塑形镜延缓近视进展的研究

温州医科大学团队也进行了角膜塑形镜配戴后对近视控制的研究，发现每年眼轴的增长量配戴单光眼镜组为 0.35 mm/年，而配戴角膜塑形镜组为 0.18 mm/年，意味着眼轴增长的速度放慢了近50%。

美国眼科协会在2019年的一份报告显示，在2年的研究期间，角膜塑形镜大约减缓50%的眼轴增长，即角膜塑形镜组平均眼轴增长0.3 mm，对照组（单光框架眼镜、单光软性隐形眼镜）眼轴增长0.6 mm。一些学者对以往角膜塑形镜控制近视的研究做了荟萃分析，在4篇荟萃分析中，都纳入了相同的6篇文献，其中纳入文献最多的为9篇。他们的结果非常接近：相较于对照组，角膜塑形镜组2年减小了0.25~0.27 mm的眼轴增长。随后，又有大量的国内外研究证明角膜塑形镜在近视控制上是有效的，因此角膜塑形镜作为一种近视防控手段在临床上广泛应用，尤其在亚洲国家。

随着临床研究的推进，发现不是所有的近视患者都适合配戴角膜塑形镜，也不是所有的近视患者都能实现良好的近视进展控制效果。根据诸多研究，我们做出以下概述要点。①角膜塑形镜对缓解近视进展总体有效；②年龄越小的人群，配戴角膜塑形镜能取得越好的近视控制效果。

对于近视度数不同的患者，他们配戴角膜塑形镜的效果会不会相同呢？结论是不一定。部分研究结果显示，基线近视度数越高，眼轴增长越少。更大的基线近视度数意味着更多的屈光降度，能减小更多的周边视网膜远视性离焦。Queiros等人的研究结果表明，视网膜周边的相对屈光改变量与基线等效球镜度存在近乎1:1的关系。然而也有研究结果显示，角膜塑形镜配戴者基线的

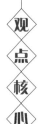

近视度数与眼轴增长无关。之所以会出现不同的结论，可能与以下因素有关。①每人对角膜塑形镜的反应不同，相同的参数在不同人眼上塑形效果不一定相同。②屈光度与眼轴存在相关性，但并不是一一对应的关系。③不同研究的人群，样本量、基线年龄、镜片类型等差异可能造成结果的不一致。

角膜塑形镜从最初的可以有效降低一定近视度数，至最近开始呈现能缓解近视进展的作用，其意义是很明显的。从历史的演变路径来分析（图7-5），角膜接触镜最初是为了改善因疾病造成角膜表面不规则而影响的视觉；随着研究和技术的发展，角膜接触镜逐渐成为矫正眼屈光不正的有效方法之一；随着青少年近视发生发展问题愈加严重，角膜塑形镜有效缓解近视进展的研究结果令人兴奋，也让角膜接触镜的作用逐渐扩大。

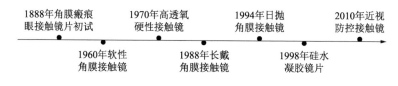

图7-5 角膜接触镜的历史演变

- 角膜塑形镜有效降低近视度数，但降低的程度是有限的。
- 由于角膜的"记忆"功能，所形成的近视度数降低是可逆的，需要镜片维系。
- 对于处于近视快速进展期的青少年，角膜塑形镜可一定程度上缓解近视进展，与单光眼镜矫正相比，缓解进展的有效性在50%~60%。
- 角膜塑形镜存在对角膜的安全隐患，需要专业人员的规范验配、安全指导以及配戴者对医嘱依从性高。

8. 因角膜塑形镜的功效，近视缓解机理从基础研究走向临床

上文阐述了角膜塑形镜确实能有效延缓近视进展的临床研究，那么是出于怎样的机理来缓解近视的进展，如果能找到机理，则能举一反三，研发更多近视防控临床方法。

我们首先从实验室设计研究来了解人眼光学成像与近视发生发展的关系。

（1）光学成像“剥夺”或“离焦”会形成近视

在基础实验研究中，我们需要制作大小动物近视模型，来研究近视发生发展以及干预的机理。在研究实践中，逐步确立了 2 种制作方法：①头套法，即采用不透明或半透明的材料遮盖动物眼，几周后确定眼轴伸长、近视度数增加，称之为“形觉剥夺近视模型”。②镜片诱导法，采用负透镜，给动物眼配戴，将外物成像在视网膜后，几周后形成近视模型，称之为“镜片诱导型近视模型”或“离焦型近视模型”。

目前实验室常用的动物模型为小鼠或豚鼠。在小动物近视模型制作及相关机理研究中，需要对眼的屈光变化进行客观测量和监控，如眼的屈光度、角膜曲率、眼轴、视力变化等，目前的相关技术都已经具备，为精准科学探索提供了技术支持。从动物模型的近视发生发展的研究结果来看，眼的光学成像对近视发生发展具有决定性影响（图 8－1）。

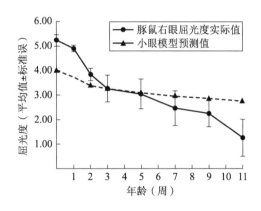

图 8-1　以豚鼠为典型的小动物近视模型的形成过程

（2）光学成像的"周边离焦"基础理论研究

2005 年，Smith EL 团队进行了一项动物研究，确定周边视觉刺激对眼球生长和屈光发育的影响，他们采用了婴儿猴子做这个实验，结果发现：去除周边视觉剥夺，屈光不正恢复正视化且左右眼无差异。12 只恒河猴，周边视觉剥夺＋中心视觉清晰，表现为向近视化发展。对其中 7 只恒河猴进行单侧眼中心凹激光破坏，屈光度改变呈双眼左右对称。得出的结论是：①中心凹视觉对正视化过程不是必须的；②眼轴生长的调节以周边视网膜视觉体验为主导（图 8-2）。

2011 年，LIU Y 团队在小鸡模型上开展研究，进行了更精准的周边离焦设计，用双光镜片方式，＋5 D 中央离焦、＋5 D 周边离焦、＋5 D 对照组和平光镜（plano）对照组。研究结果发现，周边近视离焦，可抑制眼轴增长（图 8-3）。

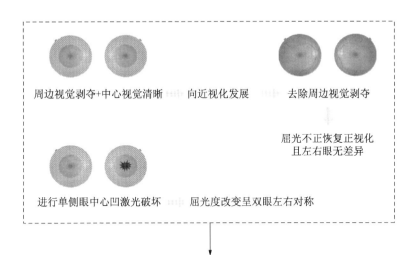

周边视觉剥夺+中心视觉清晰　向近视化发展　　　去除周边视觉剥夺

屈光不正恢复正视化
且左右眼无差异

进行单侧眼中心凹激光破坏　屈光度改变呈双眼左右对称

中心凹视觉对正视化过程不是必须的；
眼轴生长的调节以周边视网膜视觉体验为主导

图8-2　以恒河猴为典型的小动物近视模型的"周边离焦"基础研究

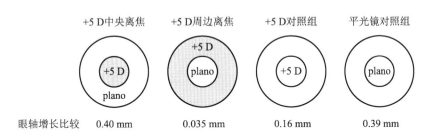

眼轴增长比较　　0.40 mm　　　0.035 mm　　　0.16 mm　　　0.39 mm

图8-3　以小鸡为典型的小动物近视模型的"周边离焦"基础研究

可以看出：①中央凹确定视网膜图像的整体质量，存在矛盾视觉信号时，轴向生长的方向由周边视网膜主导。②光学镜片引起的离焦导致眼补偿，在动物实验也证实，通过改变周边视网膜离焦可以控制眼睛生长和屈光状态（图8-4）。

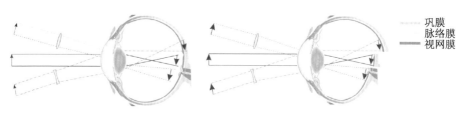

巩膜
脉络膜
视网膜

图 8-4　不同光学镜片引起的周边视网膜离焦与眼球的生长和屈光状态

（3）角膜塑形镜控制近视进展是否通过周边近视离焦实现?

从近视基础研究结果看，眼球"周边离焦"信号对眼球的生长起到很重要的作用，超过了中央离焦信号。基于这个基础研究的理论和结果，人们推测，角膜塑形过程中通过改变角膜形态，将原聚焦在黄斑区视网膜前的焦点逐步移近视网膜，而这时周边视网膜出现相对近视离焦。

利用开放式电脑验光仪，对配戴角膜塑形镜患者进行定期测量，观测角膜塑形过程中，是否出现光学成像的周边离焦现象。在一项相隔10°观察中央60°范围的周边屈光重复性测试实验中发现，无论是未被治疗眼还是配戴角膜塑形镜治疗眼，周边屈光测量的重复性都较好。一项利用开放式电脑验光仪的研究发现，不同程度的近视患者配戴角膜塑形镜后都出现了中心视野40°以外的周边近视离焦，而且更高度数的近视患者表现出更大的周边离焦。2010年，一项研究也证实了周边近视离焦的存在，甚至发现中心视野30°～35°的离焦量与初始欲矫正的等效球镜度几乎达到1∶1。因此，正如人们所推测的，角膜塑形镜配戴前后测量眼球周边离焦状态的实验结果表明大部分角膜塑形目标度数实现后，出现周边近视离焦现象（图8-5）。

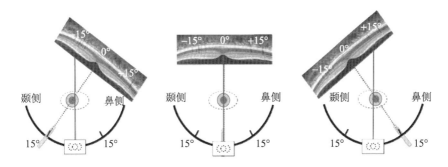

图8-5 临床上利用开放式屈光测量仪器，进行周边屈光度测量，一般可以测量至周边30°位置

因此，我们将角膜塑形镜与框架眼镜矫正进行对比，可以看到2种配戴方式都实现了视网膜中央清晰成像，其中配戴角膜塑形镜后会产生周边近视离焦，而配戴框架眼镜后会产生周边远视离焦，如图8-6所示。

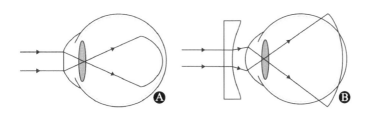

A. 配戴角膜塑形镜后产生周边近视离焦；B. 配戴框架眼镜后产生周边远视离焦。

图8-6 角膜塑形镜与框架眼镜矫正对比

在实现视网膜周边近视离焦的过程中，近视进展的缓解过程又是如何呢？根据基础研究发现，眼轴的延长受到巩膜组织重塑机制的影响，而巩膜重塑韧度的基础是其胶原纤维的数量与排列，而其特征受到脉络膜血供的影响。因此，科学家在临床研究中开始探索相关眼部尤其是眼底各结果的变化，如温州医科大学周翔天团队等发现在配戴角膜塑形镜后 1 周和 3 周脉络膜厚度增加的变化。由此推测角膜塑形镜缓解近视进展的可能机理为：角膜塑形镜产生周边近视离焦，周边屈光系统接受到离焦信号后使脉络膜厚度增加，这可能进一步成为控制眼轴增长的信号（图 8 - 7）。

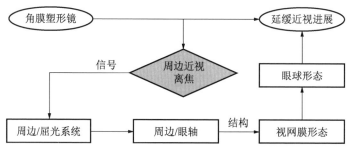

图 8 - 7　角膜塑形镜缓解近视进展的可能机理

（4）角膜塑形镜控制近视发展的其他机制理论

目前将角膜塑形镜缓解近视进展的机理拟定在"周边近视离焦"现象上。但是，相关的机理研究仍然在继续中，其中之一认为调节在其中发挥了重要作用。温州医科大学的科研团队用 OCT 成像的方式研究角膜塑形镜配戴后的调节变化，试图从调节方面研究角膜塑形镜对近视减缓及控制的机制问题。

研究发现配戴角膜塑形镜后调节相关功能发生了改变，尤其从晶状体的形态学上发现了变化。调节的启动依赖于视网膜像质的变化，角膜塑形镜对角膜形态有重塑的作用，会引起角膜像差的变化尤其是增加了球差，这势必会改变视网膜的像质，进而改变人眼所感知到的调节线索，但这是否是调节动力学变化的原因，还需要进一步研究。同时，当感知到调节线索的变化后，最终需要通过眼前节形态尤其是晶状体的形变，来完成眼球屈光的变化。在研究过程中实时监控眼前节形态学的特征，这可以进一步理解调节变化的动力因素，后续研究会进一步阐述，值得期待。

（5）角膜塑形镜的安全问题

由于角膜塑形镜对近视有较好的控制效果，会有不少低龄近视儿童及其家长选择角膜塑形镜作为近视防控的手段之一，因此配戴安全性值得更加重视。目前主要从以下几个方面推进临床安全工作。

1）重视角膜塑形镜特有的安全问题

角膜塑形镜是一种接触镜，不仅直接与角膜接触，还作用于角膜，对角膜产生一定的力量，从而改变角膜形态。其可能引发的眼部器质性或功能性问题主要包括角膜染色、角膜压痕、角膜隐窝、角膜铁线环、角膜浸润、角膜感染、重影和眩光等。风险预防需要从 3 个方面来监控：镜片的材料与设计、护理和依从性。防范的重点在于选择合适的配戴者、规范的验配流程、随访检查和正确、及时的并发症处理等。目前鼓励专业机构和专业人员从事角膜塑形镜的验配工作，并不断规范验配标准。

2）科学认识角膜塑形镜近视防控功效的局限性

角膜塑形镜无论是降低近视度数还是缓解近视进展，均有一定局限性。如近视度数越高，不仅降低度数的难度加大，而且配戴的风险也会增加；角膜塑形镜能够减缓近视的发展，但不能治愈近视，因为其近视降低作用是暂时的；即使度数降低了，高度近视引起的视网膜病变的机会依然存在。因此，在患者和临床验配系统中需要不断传播科学信息，不能扩大适应证去验配。

3）完善角膜塑形镜安全监控系统

角膜塑形镜的发展及儿童青少年近视防控工作，安全是放在首位的，要建立全方位的安全监控系统，包括药监部门的检测、临床验配的规范化和专业化、不良反应的监控系统和及时干预机制。与此同时，各系统要开展研究，包括镜片设计、材料遴选、验配硬件软件、问题研究和处理经验总结等。

随着对角膜塑形镜配戴后角膜变化规律的研究越透彻，镜片的设计越体现有效、健康的概念，今后配戴的人群会越来越多，安全性也会越来越高。

- 角膜塑形镜能缓解近视进展的效果被充足的临床研究所证实。
- 角膜塑形镜缓解近视进展的机理尚未确认，但根据现有的研究资料，倾向其构建起的视网膜周边离焦现象。
- 特定的"周边离焦"是根据实验室研究和动物研究发现的，与角膜塑形镜所产生的光学效果有相似之处。

9. 多焦点软镜的近视防控作用

从前文可了解，光学成像与近视发生发展有关，"周边离焦"理论在临床上得到了进一步确认。由此我们可以创新思维，诸多临床上成熟的近视光学矫正，均可以通过对其进行光学设计，使其在眼球成像时，呈现中央聚焦、周边离焦（周边近视离焦）的光学效果，如图 9 - 1 所示。

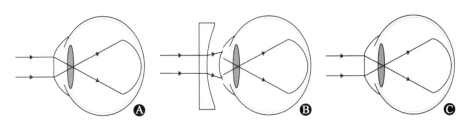

A. 隐形眼镜；B. 框架眼镜；C. 角膜屈光手术矫治近视。

图 9 - 1　近视光学矫正的聚焦离焦成型模式

（1）多焦点软镜的设计

现在临床上常用的多焦点软镜有渐进多焦点和同心圆双焦点 2 种设计。渐进多焦点软镜中央为远矫光学区，从中央至周边为近附加屈光度渐进式增加的治疗区。同心圆双焦点软镜中央光学区为视远区域，周边环绕数个正附加屈光度的同心圆治疗区（图 9 - 2）。

如图 9 - 3 所示，视远时，渐进多焦点软镜设计的矫正区（中央远用度数区）焦面落在视网膜上，治疗区（周边近附加区）焦

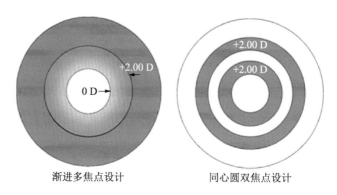

渐进多焦点设计　　　　　同心圆双焦点设计

图 9-2　两种特殊设计的软镜实现周边近视离焦

面落在视网膜之前，形成近视性离焦；视近时，晶状体调节，矫正区焦面仍落在视网膜上，保持近视离焦。同理，同心圆双焦点设计的镜片也是如此形成周边离焦的。

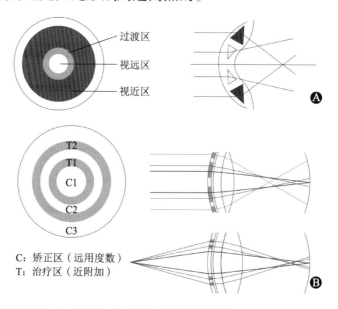

A. 渐进多焦点设计；B. 同心圆双焦点设计，从光学成像角度实现对人眼周边近视离焦成像。

图 9-3　两种不同的多焦点软镜设计

光学设计上解决了特定的成像目标，但是，从临床矫正配戴实际效果看，是否能实现周边离焦效果呢？

Berntsen 等人比较裸眼、配戴单光软镜和配戴渐进多焦点软镜这 3 种矫正方式在 0°、20°、30°、40°视近视远时的屈光状态，结果显示视远时，渐进多焦点软镜相较于单光软镜，在鼻侧 30°、40°与颞侧 20°、30°均出现近视漂移；而单光软镜的相对周边屈光与裸眼相比没有差异。当注视 30 cm 视标时，渐进多焦点软镜相较于单光软镜在鼻侧 40°与颞侧 20°、30°出现近视漂移，在鼻侧 20°和中央出现远视漂移。除了比较 2 种软镜之间的屈光状态差异，该团队还描述了 2 种软镜视近时实际的屈光状态，单光软镜除了颞侧 40°以外，其他各点均为远视离焦状态，渐进多焦点软镜在中央与鼻侧 20°为远视，而在其他位置与 0°没有差异，这意味着在视近时配戴渐进多焦点软镜产生周边正视状态，而单光软镜则产生周边远视状态。从这个实验结果来看，特殊设计的软镜能实现周边近视离焦的成像效果。

（2）多焦点软镜的临床研究效果分析

我们通过科学研究资料来分析多焦点软镜控制近视的有效性。Li 等研究表明，同心圆双焦点软镜和渐进多焦点软镜对学龄儿童均具有良好的近视控制效果，2 年可延缓 25% ~ 50% 的近视屈光度进展。即使青春期阶段开始使用，仍能获益。同时，多焦点软镜近视控制效果受诸多因素的影响，如离焦量、离焦环设计和配戴时长等。Walline 等的研究发现，与中附加（+1.50 D）多焦点软镜相比，高附加（+2.50 D）多焦点软镜显著降低了 3 年的近视进展率。Li 等的 Meta 分析发现，同心圆双焦点设计的多焦点软镜近视控制效果优于渐进多焦点设计的多焦点软镜。Aller 等的研究发现多焦点软镜近视控制效果与配戴时长相关，儿童青少年每日配戴时间越长，近视控制效果越好。当每天配戴 10 小时以上，近视屈光度进展控制率可达 59%。

库博的 MiSight 多焦点软镜在葡萄牙、英国、新加坡、加拿大 4 个国家进行了一项长达 3 年的双盲随机对照研究，与单光软镜相比，MiSight 对青少年的近视屈光度控制效果在 1 年、2 年和 3 年分别达到 69%、59% 和 59%。眼轴控制效果为 63%、53% 和 52%。这项研究在种族、样本量、研究时长上较前人的研究都有较大的提升。因此，2019 年底，美国食品药品监督管理局批准了 MiSight 多焦点软镜可用于 8~12 岁儿童的近视控制，这也是首个获得美国食品药品监督管理局批准的近视控制产品。

近期的临床研究发现，多焦点软镜能有效控制儿童青少年近视的增长，它的近视控制效果受戴镜时长、镜片设计、配戴者年龄、屈光度等因素的影响。根据研究结果建议，在多焦点软镜应用于儿童青少年控制近视时，采取日戴日抛的配戴方式，既简化了护理流程，又能有效降低感染性角膜炎的发病概率，从而保证有效性和安全性。

香港理工大学杜嗣河教授研发了 DISC 专利技术。该技术采用离焦竞争控制近视的原理：①正视化由相对远视和近视离焦之

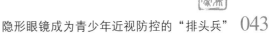

间的平衡来调节，平衡的破坏导致屈光不正，近视离焦不足可促进近视，反之则促进远视。②当对视网膜同时施以近视＋远视离焦、近视（或远视）离焦＋正视的视觉刺激时，屈光发展主要由更靠前的（即相对近视的）像平面决定，且与接受远视离焦的视网膜区域的比例有关（图9-4）。该技术离焦隐形眼镜临床数据表明，DISC专利技术近视管理效果达60%。

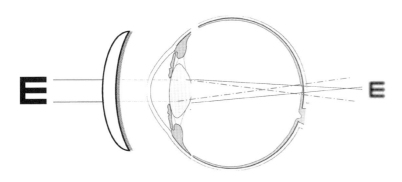

图9-4 DISC镜片离焦竞争控制近视原理

（3）多焦点软镜配戴的注意事项

儿童青少年眼部发育有着个体化差异，医师应根据患者情况，对控制方式进行个性化选择。由于近视防控的使用人群以儿童青少年为主，安全性指标更受到临床关注。因此，在临床验配中，医师应注意以下事项。由于儿童青少年眼部发育存在个体差异，关于停止近视控制干预的年龄学术界尚无定论。当年龄达到16岁，每年眼轴增长小于0.06 mm，屈光度不变或增长低于0.25 D时，认为近视相对稳定，可尝试停止配戴。但之后仍应每半年定期监控眼轴和屈光度变化，如发现增长过快，须及时恢复配戴。

Chalmers 等的研究表明，儿童配戴多焦点软镜发生感染性角膜炎的概率约为 7.4/10 000 配戴年，低于 Holden 等报道的配戴长戴型软镜成年人的 57/10 000 配戴年。而 Woods 等的 1 项关于儿童配戴双焦点软镜安全性的长期随访研究中，儿童的角膜浸润事件发生率为 6.1/1 000 配戴年，且 99% 为 1 级及以下的轻微表现。较低的角膜浸润事件发生率应该与健康规律的生活习惯及良好的依从性相关。

对于轻度不良反应，如 1 级及以下角膜染色等，可继续配戴并密切随访观察。若发现 3 级及以上结膜充血、2 级及以上角膜点状染色合并眼部不适、感染性结膜炎和角膜炎等情况，须立即停戴多焦点软镜并就诊处理。此外，应关注角膜内皮细胞状况，若出现数量或形态严重异常改变，也应立即停戴并于眼科就诊治疗。

多焦点软镜因其明确的延缓近视屈光度和眼轴增长的效果，在选择合适透氧镜片及采用日戴日抛的前提下，安全性良好，适应证范围相对广泛，为临床医师的近视防控方案提供了新的选择。

- 临床上常用的多焦点软镜有同圆心双焦点和渐进多焦点 2 种设计。
- 不同研究的结果均显示出了多焦点软镜对近视屈光度及眼轴增长起到有效延缓的作用。
- 近视防控的使用人群以儿童青少年为主，应注意配戴安全。

10. 框架眼镜的近视防控作用

近视是指当眼睛处于调节放松时，平行光线经过眼睛的光学系统，将远处的物体成像在视网膜前，在视网膜上难以形成清晰的图像，临床症状表现为远距视物模糊，某特定近距内视力尚好。普通框架眼镜通过应用合适的负透镜，发散平行光线使其进入眼屈光系统后聚焦于视网膜上清晰成像从而矫正近视（图 10 - 1）。

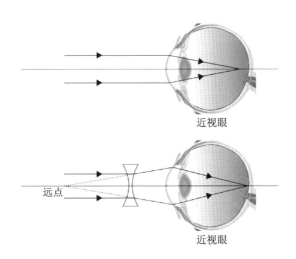

图 10 - 1　框架眼镜矫正近视原理

对于屈光不正患者来说，选择框架眼镜矫正者占比约 80% 以上，从方便和安全的角度来看，框架眼镜适合儿童青少年，它选择种类多、与眼睛表面没有接触、方便更换，同时，还具备一些时尚元素。

（1）单光镜片与近视防控

目前临床上，多数的近视儿童使用单光镜片来矫正近视，数据统计发现，单光眼镜的足矫状态比欠矫状态对延缓近视加深更有效。有 Meta 分析的研究结果显示，配戴欠矫单光镜片的儿童，近视每年增长比配戴足矫单光镜片的儿童增加 0.11 D。所以，常规的临床工作中，发现儿童青少年已经处于真正的近视状态时，根据以往的统计数据分析和引导，则建议是首先需要配戴框架眼镜，矫正状态下的孩子比不矫正的孩子相对有利于延缓近视进展。如果家长和患者选择配戴单光眼镜，在医学验光的前提下，建议采用足矫的方案，优于欠矫的方案。

尽管如此，配戴足矫单光眼镜的近视儿童平均每年的近视度数仍然增长 0.55 D 左右。近年来的研究发现，普通框架眼镜在矫正近视时只考虑到视网膜成像的中央部分，没有考虑到周边视网膜成像。动物研究结果显示，周边视网膜屈光状态对眼睛生长调控和屈光发育起作用。也有研究报道，近视患者在使用单光眼镜完全矫正后，周边视网膜出现相对远视现象。因此，配戴普通框架眼镜视物时，只是将远处物体清晰成像在中央区视网膜，而周边物体将成像在视网膜之后，产生远视离焦。

目前角膜塑形镜有效控制近视的机理主要拟定在"周边近视离焦"上。由于框架眼镜使用的广泛性，可以利用最新的研究设计出能产生角膜塑形镜同样效果的光学成像，从而实现缓解近视进展的临床作用。从理论、光学设计和加工的科技水平来看，完全可以做到。

（2）特殊光学设计的眼镜片

针对框架眼镜片，如何设计出能产生"周边近视离焦"的光学成像效果（图10-2），将普通的光学成像（图10-2A），通过光学镜片的特殊设计，实现图10-2B的光学成像呢？我们发现，普通近视眼镜只有单个焦点，视物时，周边物体的成像会落在视网膜之后，即产生远视离焦，已有研究表明，落在视网膜之后的视觉信号会诱导眼轴拉长，导致近视加深。因此，近视离焦眼镜设计的主要目的是保留中央视远区可以在视网膜清晰成像的同时，通过镜片的特殊设计使周边远视离焦变为近视离焦，即让周边的成像落于视网膜之前，达到控制眼球生长的目的。

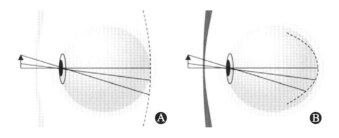

A. 传统镜片矫正近视在中心将成像投射在视网膜上，周边物体成像落在视网膜之后；B. 新镜片设计将周边部位投射在视网膜之前。

图10-2 设计产生"周边近视离焦"框架眼镜示意

那么临床上使用的这类镜片的设计原理是怎样的呢？

第1种，采用多区正向光学离焦镜片（DIMS）设计原理，如图10-3所示，镜片的中央区为直径9 mm的六边形视远区，和普通镜片一样起到视远矫正的作用，旁中央区33 mm范围内有396个直径1.03 mm的凸透镜，每个凸透镜350°，即可形成近视离焦。

这样的设计，使得中央区和透镜间隔区的成像还是落在视网膜上，保证了清晰的视力，而众多微型透镜的设计可保证眼睛看向镜片不同区域仍可形成稳定的近视离焦，从而达到控制近视的目的。

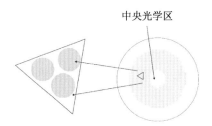

中央光学区

图 10 - 3　DIMS 镜片设计结构

第 2 种，采用 H. A. LT. 高非球微透星控技术（图 10 - 4），在镜片中央区外是分布在 11 圈星环上覆盖直径区域 57.1 mm 的 1021 个隐形微透镜，每个微透镜都形成视网膜前的近视离焦光带，可使光线在视网膜前方形成非聚焦的光束带，即近视离焦。此外，该镜片设计使得无论是靠近视网膜旁中心区还是远离视网膜中央的近赤道部，产生的近视离焦区距离眼球各处视网膜的距离都是大体一致的，即无论在什么位置，近视离焦减缓信号的量都是一样的，最终产生减缓眼轴增长的信号区，从而达到减缓近视发展的效果。

第 3 种，CARE 镜片采用环带微柱镜优化设计，镜片由 1 个完全校正的中心光学区和 1 个控制区组成，其中许多微柱面排列成同心圆，中央清晰孔径为 9.4 mm，具有良好稳定的视觉校正能力，周边侧视区被环形微柱阵列覆盖（图 10 - 5），由于透镜表面

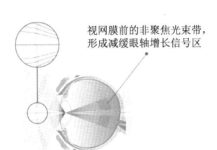

视网膜前的非聚焦光束带，形成减缓眼轴增长信号区

图 10 - 4 H.A.LT. 技术设计原理

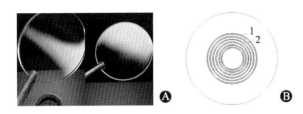

A. 实物图；B. 在透镜的特定孔径范围内，环形微柱体阵列以透镜的几何中心为中心（1：环形微柱体所占面积，2：相邻 2 个微柱体的间距）。

图 10 - 5 CARE 专利镜片

[图片来源：LIU X, WANG P, XIE Z, et al. One-year myopia control efficacy of cylindrical annular refractive element spectacle lenses. Acta Ophthalmol, 2023；101(6)：651 - 657.]

与微柱面阵列的不连续性，它可以通过诱导高阶像差在周边视网膜上产生模糊信号从而改变视觉反馈。

第 4 种，近阅读附加镜设计的镜片在近视防控中也受到关注。近阅读附加镜是在镜片上附加阅读区域的度数。双焦点镜片是近阅读附加镜设计的镜片之一，在镜片上方视远区和下方视近区之间有一条明显的分界线，三焦点同理，而渐进多焦点镜片（PAL）的主要特点是在镜片上方固定的视远区和镜片下方固定的视近区之间有一段屈光度连续变化的过度区域，称渐进区。实现了在镜片的上方远用区域到下方近用区域的连续变焦过程（图 10 - 6）。

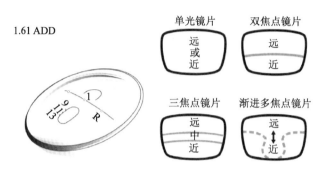

图 10 - 6 ADD 设计的镜片

近视的调节理论认为儿童青少年近视的进展与近距离工作时调节紧张有关，近距离阅读时处于调节滞后状态。有一种假设认为，视网膜模糊像是近视发生发展的重要因素。儿童青少年近视配戴视远单光镜片，中距离和近距离模糊可能是导致近视进展的一个重要因素。从这个意义上理解，配戴双焦点镜片和渐进多焦点镜片控制近视的可能原理是减少调节和（或）减少近距离工作时的调节滞后，从而减少触发眼轴增长的可能。传统的双焦点镜片控制近视的理论为减少或消除长时间近距离工作时的调节滞后，因为调节滞后是远视离焦的潜在来源。另一种推论认为，配戴双焦点镜片可以减少调节，与之相关的睫状肌张力的降低会相应减少对巩膜的压力。此外，双焦点镜片和渐进多焦点镜片设计均会使周边视网膜，至少上方视网膜产生一定的近视离焦量。

（3）框架眼镜验配的临床研究

关于上述特殊光学设计的镜片是否能有效控制儿童青少年近

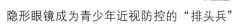

视进展的研究已经开展不少，各种研究结果所呈现的近视的控制效果不尽相同。

香港理工大学科研团队对 160 名年龄在 8～13 岁、近视 1.00～5.00 D、散光≤1.50 D 的中国儿童进行为期 2 年的双盲随机对照试验。参与者分为 DIMS 镜片治疗组和对照组，分别随机配戴多区正向光学离焦镜片（DIMS 镜片）或单光镜片（对照组）。结果发现，治疗组儿童在 2 年内近视平均增加 0.41 D，眼轴平均增长 0.41 mm；而对照组近视平均增加达 0.85 D，眼轴平均增长 0.55 mm。此外，研究发现治疗组儿童在 2 年内未发生近视进展占 21.5% 的，而对照组儿童仅有 7.4%。与配戴单光镜片对照组相比，DIMS 镜片控制近视度数增长的效果达 52%，控制眼轴增长的效果达 62%（图 10-7）。

另一项温州医科大学附属眼视光医院针对 H.A.LT. 镜片的研究，对 104 名近视儿童进行了为期 3 年的双盲随机对照试验。参与者随机配戴 H.A.LT. 镜片（研究组）或单光镜片（对照组）来矫正近视，根据目前 2 年临床试验的结果显示：研究组纳入 54 名近视儿童，对照组纳入 50 名近视儿童，研究发现在提供清晰视野和舒适配戴感的同时，对每天配戴 H.A.LT. 镜片超过 12 小时的儿童而言，其近视发展平均水平较配戴单光镜片的儿童减缓了 67%，其中超过 1/4 的儿童在第 1 年中近视无进展，第 3 年的随访研究中表明配戴 H.A.LT. 镜片后近视度数增加 0.5 D 的儿童比例较配戴单光镜片的儿童比例下降了 43%，而且对眼轴的增长也

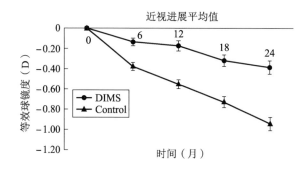

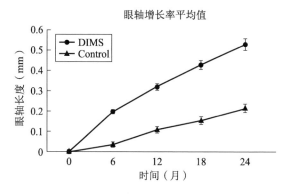

图 10 - 7　DIMS 镜片与单光镜片的 2 年随访研究

[图片来源：LAM CSY, TANG WC, TSE DYY, et al. Defocus Incorporated Multiple Segments（DIMS）spectacle lenses slow myopia progression：a 2-year randomised clinical trial. Br J Ophthalmol，2020，104（3）：363 - 368.]

起到了延缓的作用。此外，将对照组的镜片更换为 H. A. LT. 镜片后发现第 3 年的近视进展大大下降。这表明通过配戴 H. A. LT. 镜片 3 年可以达到一个持续的近视防控效果（图 10 - 8）。

研究表明，许多高阶像差与近视进展之间存在相关性。温州医科大学发明了一种新的光学调整的镜片专利，这个团队利用此透镜进行了一项随机对照临床试验，比较 2 年内配戴 CARE 镜片或单光镜片的儿童近视进展情况（图 10 - 9）。这项研究的结果表

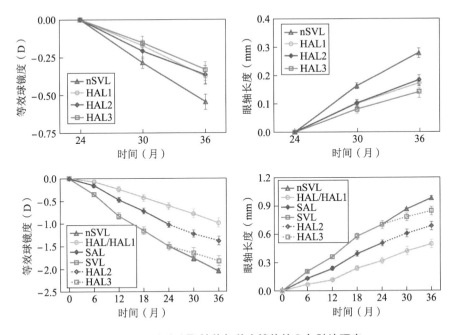

图 10 - 8 H. A. LT. 镜片与单光镜片的 3 年随访研究

［图片来源：LI X, HUANG Y, YIN Z, et al. Myopia control efficacy of spectacle lenses with aspherical lenslets：Results of a 3-Year follow-up study, Am J Ophthalmol. 2023, 253：160 - 168.］

明，与对照组相比，CARE 组近视进展减少 21.1% 。与此同时，CARE 组的眼轴增长降低了 0.10 mm，眼轴减少量达到了研究儿童组内平均眼轴长度的 27.8% 。

在近阅读附加镜设计的镜片与近视控制的研究中，比较有影响的研究发现是由美国国家眼科研究院（National Eye Institute, NEI）牵头，联合 4 家视光学院（新英格兰视光学院、费城大学视光学院、伯明翰视光学院和休斯敦大学视光学院）共同实施的近视矫正评估试验（correction of myopia evaluation trial, COMET）研究，共完成 462 例 6 ~ 11 岁学龄儿童的 3 年随访，发现渐进多

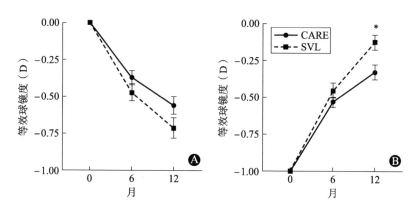

图 10 - 9 CARE 镜片与单光镜片的随访研究

焦点镜可有效地延缓近视进展，但 0.20 D 差异的临床意义并不大，而且疗效主要发生在第 1 年。近年来，一些研究发现渐进多焦点镜片对近视进展控制效力较弱，与单光镜片组相比无显著差异，或即使有统计学意义上的差异但并不具备临床意义。

由此可见，无论从便捷性、安全性，还是从价格、款式、方式等方面考虑，框架眼镜仍然可能是很多家长和孩子的首选，因此探索更多有效方法来矫正、治疗或阻止近视的发生发展，以及如何设计近视防控效果更佳的框架眼镜等，仍然是我们不断努力探索与奋斗的目标。

- 框架眼镜的镜片，借助光学的研究设计，实现缓解近视进展的作用，缓解效果目前为 21.2% ~ 52% 。
- 光学设计的原理基于周边离焦理论、高阶像差和对比度等理论，因此临床上也有了多样设计的镜片。
- 这些设计镜片的成功上市，除了近视研究进展以外，光学工艺和材料及大数据的发展也起到很重要的支撑作用。

参考文献

1. WALLINE J J. Myopia control: a review. Eye Contact Lens, 2016, 421: 3 – 8.

2. CHO P, CHEUNG S W, EDWARDS M. The longitudinal orthokeratology research in children (LORIC) in Hong Kong: a pilot study on refractive changes and myopic control. Curr Eye Res, 2005, 301: 71 – 80.

3. HUANG J, WEN D, WANG Q, et al. Efficacy comparison of 16 interventions for myopia control in children: a network meta-analysis. Ophthalmology, 2016, 1234: 697 – 708.

4. SMITH E L, KEE C S, RAMAMIRTHAM R, et al. Peripheral vision can influence eye growth and refractive development in infant monkeys. Invest Ophthalmol Vis Sci, 2005, 4611: 3965 – 3972.

5. LIU Y, WILDSOET C. The effect of two-zone concentric bifocal spectacle lenses on refractive error development and eye growth in young chicks. Invest Ophthalmol Vis Sci, 2011, 522: 1078 – 1086.

6. Correction of Myopia Evaluation Trial 2 Study Group for the Pediatric Eye Disease Investigator G. Progressive-addition lenses versus single-vision lenses for slowing progression of myopia in children with high accommodative lag and near esophoria. Invest Ophthalmol Vis Sci, 2011, 525: 2749 – 2757.

7. LI S M, KANG M T, WU S S, et al. Studies using concentric ring bifocal and peripheral add multifocal contact lenses to slow myopia progression in school-aged children: a meta-analysis. Ophthalmic Physiol Opt, 2017, 371: 51 – 59.

8. CHAMBERLAIN P, PEIXOTO-DE-MATOS S C, LOGAN N S, et al. A 3-year randomized clinical trial of miSight lenses for myopia control. Optom Vis Sci, 2019, 968: 556 – 567.

9. LAM C S Y, TANG W C, TSE D Y, et al. Defocus Incorporated Multiple Segments (DIMS) spectacle lenses slow myopia progression: a 2-year randomised clinical trial. Br J Ophthalmol, 2020, 1043: 363 – 368.

10. ZHANG H Y, LAM C S Y, TANG W C, et al. Defocus incorporated multiple segments spectacle lenses changed the relative peripheral refraction: a 2-year randomized clinical trial. Invest Ophthalmol Vis Sci, 2020, 615: 53.

隐形眼镜解决临床上
成像大小的难题

11. 人类双眼提供大视野和立体视觉

视觉功能在于识别外物、确定外物的方位，并确立自身在外界的方位。

人类有一双眼睛，不仅使我们的容貌对称美观，其视觉功能也给人们的生活带来了很多的便利和优势。双眼视觉优于单眼视觉，不仅因两眼叠加的作用，可降低视感觉阈值、扩大视野、消除单眼的生理盲点，更主要的是具有三维的立体视觉，使得主观的视觉空间可更准确地反映外在的实际空间，立体视觉使得手眼协调更为准确。

（1）双眼提供更大的视野

当一眼注视空间某一点时，它不仅能看清楚该点，还能看见注视点周围一定范围的物体。当人的头部和眼球固定不动时所能看见的空间范围称为视野。在描述视野时，眼所注视的那一点，代表黄斑中心凹的视力，被称为"中心视力"，约占视野中央范围的 5°；中心视力以外的视力，被称为"周边视力"或"视野"，这是非常重要的视觉功能指标之一。正常视野必须具备以下 2 个特征。①视野的绝对边界达到一定范围，若以白色光视标为例，单眼上方约 60°，下方约 70°，鼻侧约 60°，颞侧可达到 90°。②全视野范围内各部位的光敏感度均正常，即除生理盲点外，正常视野内不应有光敏感度下降区或暗点。正常视野光敏感度以中心固视点最高，随着偏心度增加而逐渐下降。

如图 11 - 1 所示，双眼较单眼提供了更大的视野范围，人的单眼视野在鼻侧和颞侧可及的范围共约 150°，双眼视野约为 180°，中间 120° 为双眼所共有，是双眼视觉功能之所在。颞侧 30° 为各眼单独所有，呈半月形，称为颞侧半月。

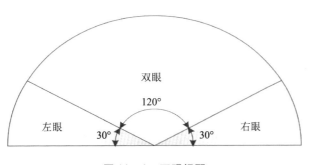

图 11 - 1　双眼视野

（2）双眼提供立体视觉

立体视觉即三维空间视觉，是指双眼感知深度的功能，是双眼视觉中的最高级功能。立体视觉的衡量单位为立体视觉敏锐度，也称为立体视觉锐度，是指人们在三维空间分辨最小相对距离差别的能力，立体视觉锐度的正常值≤60 弧秒。

人类观看一个三维物体时，其实是从 2 个不同的角度去观察的，左眼看物体的左边部分会多一些，右眼看物体的右边部分会多一些。这样，远近不同的点，其刺激左右双眼的点在视网膜上并非对应点，所成的视网膜像稍有差异，经大脑处理后，形成了我们感知物体的三维形状及该物体与人眼的距离或视野中 2 个物体相对关系的深度知觉，即立体视觉。

在日常生活中，我们也会发现某些没有良好视觉的患者也有一定程度的"立体视"。那是因为随着生活经验获得的物体远近的大小恒常性、几何透性、物体的阴影，还有晶状体的调节、光线、颜色反差等许多因素，都可以提供一些深度线索。但由双眼的立体视觉确定远近距离的准确性要高得多，立体视觉能准确地作外物定位和在外界环境中的自身定位。

（3）双眼视觉平衡的临床问题及隐形眼镜的优势

双眼视觉是把"双刃剑"，倘若双眼视觉有障碍，将引起单眼视觉所没有的症状。在双眼单视形成过程中，双眼分别看到的固视目标必须同步传入一个共同的视觉中枢，并整合为单一的像，才能维持双眼视觉的平衡（图 11 - 2）。其中不等像是临床上患者双眼视觉问题常见症状的起因。不等像是指双眼大脑皮层成像的大小不等，主要由光学因素和神经因素决定，前者确定外物经双眼光学系统成于视网膜像的大小，后者决定于感受野的密度。而不等像多数由双眼视网膜像的大小不等决定，即光学因素所致，故视网膜像的大小至关重要。在临床上，若双眼验光试片的屈光度不平衡，使双眼所看到的同一个目标在清晰度、明暗度或形态上有差异时，视中枢将两者整合为一个共同的像就会发生困难，则可能发生视疲劳、视抑制或复视，因此光学平衡非常重要。

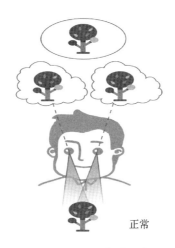

正常

图 11-2　双眼视觉平衡

临床上可以利用隐形眼镜的放大效应解决临床上近视、屈光参差、高度散光等无法耐受框架眼镜患者的痛苦。一般情况下，维持双眼视融合所允许的双眼视网膜像大小差异不能超过5%。而屈光参差、高度散光等患者，双眼视网膜像大小差异均超过双眼视融合范围，如果配戴框架眼镜进行矫正，患者会出现头晕、头痛、复视、单眼受抑制等情况；而如果配戴隐形眼镜进行矫正，可显著降低因双眼视融合困难所带来的不良反应。配戴隐形眼镜由于其紧贴角膜，镜眼距与框架眼镜相比很小，可以忽略不计，并且隐形眼镜可以随着眼球同时运动，没有镜框阻碍。所以，隐形眼镜的视野较框架眼镜大，像差小，有利于双眼单视。因此，对于近视、屈光参差、高度散光等患者，配戴隐形眼镜较框架眼镜视觉更好，更容易适应。

- 双眼视觉提供更大的视野，可以更大范围地观察到周边。
- 双眼视觉能产生良好的深度觉，即立体视，对三维空间有更好的认识。
- 双眼视觉平衡中光学因素起着重要的作用，双眼视觉不平衡可能会引起视疲劳、视抑制或复视等一系列的临床问题，隐形眼镜在解决双眼视觉平衡问题上有独特的优势。

12. 解决临床上屈光参差的难题

有患者双眼近视或远视度数不同，度数相差比较大，此时，普通的框架眼镜矫正会产生很多视觉上的不适，甚至无法配戴。这就是因为双眼框架眼镜的矫正所产生像的大小不同，传递至大脑皮层加工时出现了融像困难。这样的患者我们有什么好办法来帮助他们呢？

首先我们需要了解一下与之相关的光学原理。

框架眼镜与人眼角膜之间存在一定距离（黄种人平均为 12 mm，白种人平均为 15 mm），被称为顶点距离或镜眼距离

（图 12 - 1）。就是这个"顶点距离"成为问题的"源头"，而同时隐形眼镜也正是缩小了这个顶点距离，从而解决了问题。

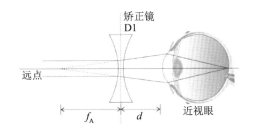

图 12 - 1 框架眼镜矫正时存在一定的"顶点距离"
（镜面与角膜面的距离为 d）

"顶点距离"效应之一，就是产生"放大率"。放大率通常指使用光学器具后的视网膜像的大小与使用之前的视网膜像之比。近视矫正镜片采用负透镜，戴镜后的视网膜像小于戴镜前的视网膜像，实际呈现"缩小"的效果，但在表述上依然采用"放大率"（实际缩小的用"放大率小于 1"来表示）。

（1）眼镜的放大效应

与矫正镜片有关的放大效应主要有 2 种：眼镜放大率和相对眼镜放大率。

1）眼镜放大率

眼镜放大率（spectacle magnification）是指由于配戴框架眼镜或角膜接触镜引起的视网膜像大小的改变。定义为已矫正的非正视眼中的视网膜像大小与未矫正的非正视眼中的视网膜像的大小之比，可以用以下公式表示：

$$SM = \frac{矫正后的非正视眼中的视网膜像大小}{未矫正的非正视眼中的视网膜像大小}$$

当使用角膜接触镜来矫正屈光不正眼时，等式的距离是小的，约 3 mm，则眼镜放大率与 1 的差异很小，甚至较高度的非正视眼也如此。对比用薄透镜置于入射光瞳 15 mm 处来矫正与置于离入射光瞳 3 mm 处的角膜接触镜（假设都是薄的）的眼镜放大率的曲线（图 12 -2），可见对于高度屈光不正（高度远视、高度近视、高度屈光参差）的患者用角膜接触镜矫正的优势是明显的。例如，当屈光是 -16.00 D 时，框架眼镜的放大率是 0.81，角膜接触镜是 0.96，也就是说，用角膜接触镜时，视网膜像约较框架眼镜放大 18.5% 。

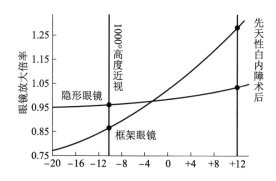

度数越高的近视或远视，用隐形眼镜矫正就比用框架眼镜越接近自然

图 12 -2　配戴隐形眼镜和框架眼镜的眼镜放大率曲线

2）相对眼镜放大率

相对眼镜放大率（relative spectacle magnification，RSM）定义为已矫正的非正视眼中的视网膜像对正视模型眼的像之比。对于

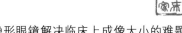

同一个远处物体，通过 2 个镜片或者光学系统所形成的像的大小与各自的屈光力成反比。

相对眼镜放大率对屈光不正的矫正具有很重要的临床指导意义。从理论上来讲，屈光不正可以分为 2 种：①轴性屈光不正，②屈光性屈光不正。

轴性屈光不正：一般认为其眼球屈光力等于正视模型眼的屈光力，那么任何度数的镜片所产生的眼镜相对放大率都为 1，这就是著名的"Knapp"法则。

屈光性屈光不正：对于同一个物体发出的光线经过不同的透镜折射后，不太可能得到相同大小的视网膜像。所以，角膜接触镜用来矫正屈光性屈光不正更为理想。

因此，当屈光不正是轴性时，应该使用框架眼镜矫正；当屈光不正是屈光性时，应该使用角膜接触镜矫正。

（2）隐形眼镜紧贴角膜面所形成的光学优势

隐形眼镜紧贴眼表，在光学上有以下 2 个特征。

1）矫正度数的变化

根据几何光学，要达到相同的屈光矫正效果，所需要的隐形眼镜和框架眼镜的屈光力是存在差异的，这种现象称为顶点距离效应（vertex distance effect），如图 12 - 3 所示。临床上当屈光不正度数 < ±4.00 D 时，顶点距离效应所产生的隐形眼镜和框架眼镜处方的差异很小，可以忽略不计；当屈光不正度数 ≥ ±4.00 D 时，给予隐形眼镜处方时，需要考虑顶点距离效应。

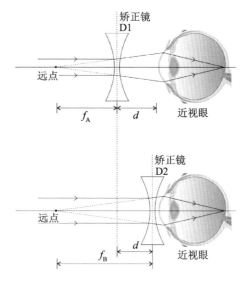

图 12 - 3　近视矫正的有效球镜度和镜眼距的关系

在临床上，人眼屈光不正的量通常在眼镜平面上进行测量，即验光获得的处方是框架眼镜处方，因此所对应的隐形眼镜屈光力为：

$$F_{隐形眼镜} = F_s / (1 - dF_s)$$

其中 $F_{隐形眼镜}$ 为隐形眼镜屈光力，F_s 为框架眼镜屈光力，d 为顶点距离（以 m 为单位），见表 12 - 1。

表 12 - 1　有效屈光度换算表

眼镜度数（D）	顶点距离（mm）				
	8	10	12	14	16
- 1.00	- 0.99	- 0.99	- 0.99	- 0.99	- 0.98
- 2.00	- 1.97	- 1.98	- 1.95	- 1.95	- 1.94
- 3.00	- 2.93	- 2.91	- 2.90	- 2.88	- 2.86
- 4.00	- 3.88	- 3.85	- 3.82	- 3.79	- 3.76

（续）

眼镜度数	顶点距离（mm）				
（D）	8	10	12	14	16
−5.00	−4.81	−4.76	−4.72	−4.67	−4.63
−6.00	−5.72	−5.66	−5.60	−5.53	−5.47
−7.00	−6.63	−6.54	−6.46	−6.38	−6.30
−8.00	−7.52	−7.41	−7.30	−7.19	−7.09
−9.00	−8.40	−8.26	−8.12	−7.99	−7.87
−10.00	−9.26	−9.09	−8.93	−8.77	−8.62
−11.00	−10.11	−9.91	−9.72	−9.53	−9.35
−12.00	−10.95	−10.71	−10.49	−10.27	−10.07
−13.00	−11.78	−11.50	−11.25	−11.00	−10.76
−14.00	−12.59	−12.28	−11.99	−11.71	−11.44

举例：一位近视患者框架眼镜处方为 −10.00 D，离角膜顶点距离为 12 mm，现在预改为配戴软性隐形眼镜，则配戴的软性隐形眼镜度数应该是多少？

$$FB = FA/(1 − dFA) = −10.00/[1 − 12 × 10^{−3} × (−10.00)]$$

$$= −8.93\ D$$

选择配戴 −9.00 D 的软性隐形眼镜。

举例：一位远视患者框架眼镜处方为 +7.50 D，离角膜顶点距离为 12 mm，现在预改为配戴软性隐形眼镜，则配戴的软性隐形眼镜度数应该是多少？

$$FB = FA/(1 − dFA) = +7.50/[1 − 12 × 10^{−3} × (+7.50)]$$

$$= +8.24\ D$$

选择配戴 +8.25 D 的软性隐形眼镜。

2）放大效应的变化

隐形眼镜顶点距离效应的改变，不仅仅是改变度数，更重要的是改变框架眼镜造成的放大效应。而这种效应在应对高度近视、远视或双眼屈光参差等问题方面，很有临床处理的思考意义。

举例：假设一近视眼患者，双眼配戴 – 10.00 D 的框架眼镜，顶点距离为 12 mm，设角膜顶点到瞳孔平面的距离为 3 mm，则根据公式计算：

$$眼镜放大率 = \frac{1}{1 - (0.012 + 0.003)(-10)} = 0.870$$

当该患者使用隐形眼镜矫正时，根据顶点距离效应换算，需要配戴 – 9.00 D 的隐形眼镜（见举例 1）。由于隐形眼镜紧贴角膜前表面，此时 a 值为 3 mm，则

$$眼镜放大率 = \frac{1}{1 - 0.003 \times (-9.00)} = 0.974$$

可见，近视配戴矫正镜（框架眼镜或隐形眼镜）后，视网膜光学像较矫正前变小。而配戴隐形眼镜后，眼镜放大率更接近于 1；表明配戴隐形眼镜对视网膜光学像放大率的影响更小。可以做如下计算：

$$\frac{配戴框架眼镜的视网膜光学像大小}{配戴隐形眼镜的视网膜光学像大小} = \frac{配戴框架眼镜的眼镜放大率}{配戴隐形眼镜的眼镜放大率}$$

$$= \frac{0.870}{0.974} = 0.893$$

可见两者的差异约为 10.7%，即配戴隐形眼镜所看到的像比配戴框架眼镜要大 10.7%。

举例：假设一远视患者，双眼配戴 +7.50 D 的框架眼镜，顶点距离为 12 mm，设角膜顶点到瞳孔平面的距离为 3 mm，则根据公式计算：

$$眼镜放大率 = \frac{1}{1 - (0.012 + 0.003)(+7.50)} = 1.127$$

当该患者使用隐形眼镜矫正时，根据顶点距离效应换算，需要配戴 +8.25 D 的隐形眼镜（见举例 2）。由于隐形眼镜紧贴角膜前表面，此时 a 值为 3 mm，则

$$眼镜放大率 = \frac{1}{1 - 0.003 \times (+8.25)} = 1.025$$

可见，远视配戴矫正镜（框架眼镜或隐形眼镜）后，视网膜光学像较矫正前变大。而配戴隐形眼镜后，眼镜放大率更接近于 1；表明配戴隐形眼镜对视网膜光学像放大率的影响更小。可以做如下计算：

$$\frac{配戴框架眼镜的视网膜光学像大小}{配戴隐形眼镜的视网膜光学像大小} = \frac{配戴框架眼镜的眼镜放大率}{配戴隐形眼镜的眼镜放大率}$$

$$= \frac{1.127}{1.025} = 1.100$$

可见两者的差异约为 10.0%，即配戴隐形眼镜所看到的像比配戴框架眼镜要小 10.0%。

举例：假设一屈光参差患者，右眼验光处方为：$-1.00/-4.00 \times 180 = 1.0$，左眼正视眼，若配戴框架眼镜，镜片的顶点距离为 12 mm，设角膜顶点到瞳孔平面的距离为 3 mm，则根据上述公式计算放大率分别是：

$$眼镜放大率_{垂直} = \frac{1}{1-(0.012+0.003)(-5.00)} = 0.930$$

$$眼镜放大率_{水平} = \frac{1}{1-(0.012+0.003)(-1.00)} = 0.985$$

当该患者使用隐形眼镜矫正时，根据顶点距离效应换算，垂直方向需要配戴 -4.75 D 的隐形眼镜，水平方向需要配戴 -1.00 D 的隐形眼镜。由于隐形眼镜紧贴角膜前表面，此时 a 值为 3 mm，则

$$眼镜放大率_{垂直} = \frac{1}{1-0.003 \times (-4.75)} = 0.986$$

$$眼镜放大率_{水平} = \frac{1}{1-0.003 \times (-1.00)} = 0.997$$

可见，屈光参差患者配戴隐形眼镜在 2 条主子午线上的镜片放大率差异较配戴框架眼镜患者更小，更接近正视眼的视物状态，因此临床上屈光参差患者更建议配戴隐形眼镜进行屈光治疗。

（3）隐形眼镜棱镜效应对调节和集合的影响

由于隐形眼镜会随眼球转动而转动，因此隐形眼镜可最大限度地减少配戴框架眼镜时常见的棱镜效应，配戴隐形眼镜看近物时的调节与集合需求几乎与正视眼相同。对于老视前期的近视患者和其他调节幅度较小的近视患者，应谨慎配戴隐形眼镜。对于具有视近聚散能力的近视患者，也应谨慎配戴隐形眼镜。此外，隐形眼镜会减少配戴框架眼镜时不合需要的棱镜效应，也会减少或消除有利的棱镜效应，如消除了矫正近视时负透镜对外斜视的有利影响。

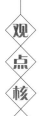

13. 提升先天性白内障无晶状体眼的视觉功能

有少数宝宝在出生时就患有白内障，称之为"先天性白内障"。

依托目前的先进技术和丰富经验，白内障手术已经很成熟，但是，先天性白内障的患儿除了手术以外，还需要很恰当的矫正和视觉训练，这是怎么一回事呢？

出生的婴儿除了眼球器官的自身发育之外，视觉发育也在同步进行。正常的视觉发育需要外界的光刺激来参与，视网膜成像清楚是前提条件。影响成像的清晰度有 2 个因素：光路上是否有遮挡和光是否有聚焦。先天性白内障是第 1 个影响因素，光路上有遮挡，进入的光少了；第 2 个影响因素是过大的散光或不能代偿的高度远视，成像没有聚焦。

先天性白内障手术（简称"先白"）将混浊的晶状体取掉了，将光进入眼睛到达视网膜的光路打通了，不过只解决了其中一个因素。由于没有植入人工晶状体而形成的无晶状体眼是一种高度远视状态，甚至有 +20.00 D 以上，第 2 个影响因素即成像清晰，依旧没有得到解决。所以先天性白内障术后的无晶状体眼一定要及时配镜矫正，使得成像越清楚越好（图 13－1）。

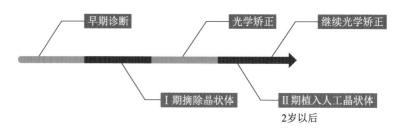

图 13－1　先天性白内障早期治疗流程

2 周岁以内的先天性白内障术后一般不植入人工晶状体，主要原因是婴儿生长旺盛，植入的晶状体非常容易形成后发性白内障，等婴儿 2 岁以后再择期进行 2 次手术植入人工晶状体。不管是Ⅰ期摘除晶状体还是Ⅱ期植入人工晶状体，都需要进行必要的屈光矫正，保证视觉发育正常化。

（1）先天性白内障术后无晶状体眼的屈光矫正方法有框架眼镜和隐形眼镜

框架眼镜是最容易获得的矫正方法，相对安全，不影响眼睛的生理，而且验配相对容易，验光后即能配镜，但镜片厚，镜片周边的视觉效果稍差。先天性白内障术后无晶状体眼的屈光度数常超过 +15.00 D，镜片为正度数，中央区显得非常厚，常采用缩径设计，光学区相对较小（图 13－2）。

隐形眼镜作为先天性白内障术后无晶状体眼的另一种矫正方法，其优势就在于"接触"。

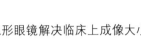

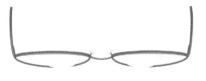

图 13 - 2　缩径设计的光学镜片

1）因"接触"而视觉效果好

隐形眼镜配戴后与角膜直接接触，其实在角膜和镜片之间有一层很有价值的泪液层，可以把原来角膜表面的不规则和坑坑洼洼都填充了，泪液的折射率和角膜的折射率比较接近，泪液镜可以很好地矫正不规则散光，甚至高级像差（图 13 - 3）。

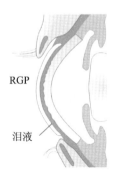

RGP

泪液

图 13 - 3　泪液镜

角膜的屈光在人眼光学系统中占比很高（占人眼的屈光约 3/4），角膜前表面的形态和不规则程度决定了屈光系统的成像质量。配戴隐形眼镜后，与空气接触的第 1 个界面就是隐形眼镜的前表面，这时隐形眼镜的前表面成了至关重要的界面，尤其是硬性隐形眼镜，能形成非常好的光学面，还能很好地保持自己的原有形状，这样能很好地矫正规则散光。

2）因"接触"而具有像放大率的优势

因为隐形眼镜的"接触"拥有了像放大率这个优势。当 + 20.00 D 的框架眼镜配戴后，视网膜上的成像约为原来大小的 130%，如果是单眼无晶状体眼，即使屈光都矫正了也无法将双眼看到的像进行融合，因不能融合而形成对术眼的抑制，会逐渐出现弱视的情况。隐形眼镜配戴后，双眼的成像大小比较接近，有利于形成双眼单视，进而形成融合，有利于术眼的视觉康复正常化。

3）选择需要考虑有效性、安全性和可操作性

有效性，隐形眼镜是先天性白内障术后患者的首选。尤其是针对单眼无晶状体眼，需要验配隐形眼镜，通过隐形眼镜的配戴获得比框架眼镜更好的视觉效果。有些眼球震颤患者可能通过配戴 RGP 以减少震颤的幅度。对双眼先天性白内障术后的无晶状体眼，可以选择成像质量优化的高度数框架眼镜，也能满足视觉发育正常化的需要。

安全性，框架眼镜的安全性更有优势，隐形眼镜的验配和配戴的安全性需要规范和监控。

可操作性，因素有很多，包括患者的视力情况、有没有眼球震颤、年龄、眼部参数、单眼还是双眼、孩子的配合度、家长的决心和配合度等。

（2）屈光矫正的时机和准确性

1）时机

先天性白内障患儿做完手术后面临的一个重要问题就是需要

进行光学矫正，再次手术植入人工晶状体后，仍旧需要光学矫正。但实际中很多先天性白内障患儿术后长时间得不到光学矫正，原因多种多样，如手术医师没有交代、家长舍不得给孩子戴镜、不知道哪里验光准确等，但是配戴眼镜是先天性白内障术后视觉康复治疗的基础。

先天性白内障术后什么时候开始配戴眼镜？原则是越早越好。

越早越好是指手术后第一时间就可以戴上眼镜，事实上很多家长并没有做到这一点，原因是验光需要时间，配镜需要时间，有些家长犹豫上哪验光、上哪配镜等，这些都可能浪费了宝贵的黄金时间。建议：手术之前就配好一副眼镜，术后尽早戴上，之后再进行准确验光，再更换镜片。关键点在于，即使是不准确的镜片度数，也比不戴眼镜要好，时机早比准确度更重要。

术前配镜的度数如何确定？

在患儿手术之前备上一副 +20.00 D 的眼镜，术后尽快戴上，一段时间后再精确验光调整度数。戴上这样的眼镜有 2 个好处：①多了 2 周以上的黄金视觉恢复时间；②这副眼镜对后期精确验光有帮助。

先天性白内障术后患儿戴镜流程如图 13 - 4 所示。

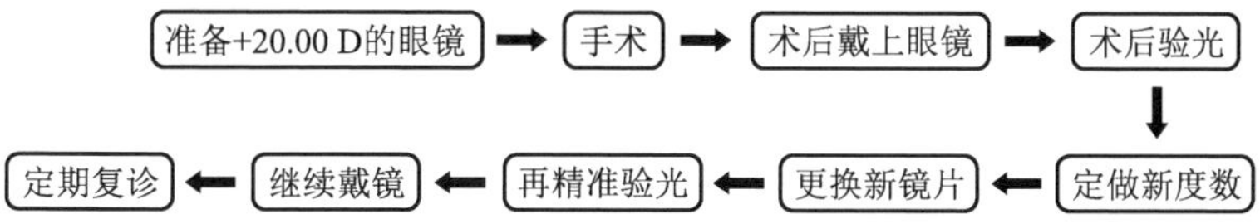

准备+20.00 D的眼镜 → 手术 → 术后戴上眼镜 → 术后验光

定期复诊 ← 继续戴镜 ← 再精准验光 ← 更换新镜片 ← 定做新度数

图 13 - 4　先天性白内障术后戴镜流程

2）准确性

很多家长反映不同医师的验光度数各有不同，有时相差好几百度，这会给家长造成困扰，到底哪个度数是准确的？为了获得精确的度数，不少家长到多家医院验光，犹豫中延误了配镜的时间。

不同医师验光结果的差异可能与如下原因有关。

先天性白内障术后的孩子需要检影验光，先天性白内障术后没有植入人工晶状体或已植入人工晶状体，由于没有晶状体的调节，验光可不考虑调节的问题，所以不需要散瞳。除非是瞳孔过小影响验光才需要散瞳。其实没有调节的无晶状体眼是很好验光的，静态的屈光状态很好检影，难点之一在于孩子不配合，所以需要使用各种吸引注意力的方法进行检影验光，也可以等孩子睡着或水合氯醛灌肠后再进行检影验光。

镜眼距离的不同，这个是除技术和耐心外最容易被忽略的原因。无晶状体眼是高度远视状态，常在 + 15.00 D 以上，对这样的远视度数进行插片检影时，需要在眼前放上 + 17.00 D 的镜片。患儿没法戴着试镜架，于是用手拿着镜片进行检影，这时镜片的镜眼距常常不会很稳定，特别是在患儿哭闹时。手拿试镜片进行检影很难固定镜眼距，根据顶点距离公式 $F/(1-dF)$ 计算，如果是 + 17.00 D 的镜片，镜眼距差 3 mm，实际有效度数就会改变1.00 D。手拿镜片很容易出现 3 mm 的误差，而且镜眼距离越远，测出的远视度数越低。所以对无晶状体眼进行验光，如何稳定镜眼距离在检影中显得非常重要。

如何保证检影过程中镜眼距离的稳定？

先准备一副做好的眼镜，如 +20.00 D 的眼镜，戴上这副眼镜后镜眼距离就会相对容易固定下来。在这个基础上进行检影所使用的试镜片度数就会降低，如 –3.00 D，对于这个度数来说，即使镜眼距离有些许误差，对整个检影度数也不会造成太大影响。所以无晶状体眼在原有眼镜或已知度数的眼镜基础上进行检影验光优于直接在裸眼基础上的检影验光。在诊室里会准备一副高度远视的眼镜以备检影之用，如 +20.00 D 的眼镜。

患儿鼻梁通常比较矮，实际戴镜后的镜眼距离与检影时的镜眼距离可能不同，不同孩子的戴镜距离也不同（图 13 – 5）。所以即使考虑了镜眼距离的影响，也做到了镜眼距离的稳定，但配好的眼镜有效度数也可能会变，因为实际配戴的镜眼距离变了。所以术前准备 +20.00 D 的眼镜就可以派上用场，在这个基础上检影可以确保检影的镜眼距离与实际镜眼距离一致。如果术后检影的度数与术前的预估有误差，可在此基础上更换镜片。实际配戴的眼镜和检影用的眼镜为同一款式，可以减少镜眼距离改变的影响。

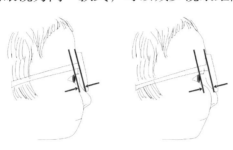

图 13 – 5　不同脸型配戴镜架的镜眼距离差别

配镜的度数如何选择？

先天性白内障术后无晶状体眼是没有调节力的，不能实现远近全程清晰，验配的单光镜片只能保证一个距离上的物体清晰度，如戴上视远度数为 +17.00 D 的眼镜，理论上远处的物体是清楚的，但是看近处物体是模糊的。如果想看清楚 50 cm 处的物体，就需要再加 +2.00 D 的度数，戴上 +19.00 D 的镜片看 50 cm 近处物体会清楚，但是看远模糊。理想的状态是每个距离配一副眼镜，但是实际操作很难。一般可以配 2 副眼镜，一副度数低一点用于看远，另一副度数高一点用于看近。

看远和看近哪个更重要呢？

婴幼儿的视觉世界是偏近的，如奶瓶、吸吮的手指、玩具、爸爸妈妈的笑脸等，都是很近的，甚至都在 30 cm 以内，所以婴幼儿需要以近用为验配原则（图 13 –6）。

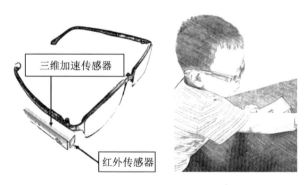

三维加速传感器

红外传感器

图 13 –6　先天性白内障术后无晶状体眼配戴云夹检测用眼距离

一般 1 岁以内的婴儿在远屈光之上加 +3.00 D 以上的度数，这样可确保婴儿看近清楚；随着年龄增加，近附加度数可适当减少，3 岁以上就可以考虑配戴双光镜。

无晶状体眼的婴幼儿配镜度数以宁高勿低为原则，因为度数偏高仅仅是让清晰距离变得更近而已，如果度数偏低会导致看近模糊，而婴幼儿又以看近为主。所以对检影度数把握不大时，可以选择稍高一点的度数配戴。

（3）隐形眼镜的验配

1）镜片选择

先天性白内障手术后无晶状体眼需要的是高度的正度数，可供选择的镜片有水凝胶镜片、硅水凝胶镜片和 RGP 镜片，在我国能在临床进行验配和应用的是 RGP 镜片，最高度数可以达到 + 25.00 D。

2）验配前参数的测量

RGP 镜片的参数包括度数、直径和基弧。

度数：按检影验光度数和使用距离来确定隐形眼镜的度数，RGP 的最高度数为 + 25.00 D，如果配戴框架眼镜或验光时的镜眼距离为 12 mm，相当于框架度数为 + 19.00 D。很多先天性白内障手术后无晶状体眼配框架眼镜的度数都要超过 + 19.00 D，所以可以准备最高度数 + 25.00 D 的 RGP 镜片作为库存片，试戴评估合适后可以第一时间配戴上，度数还不够的可以再配戴上低度数的框架眼镜。

直径：婴幼儿角膜直径在 1 周岁后和成年人角膜直径已经差不多，目前先天性白内障手术后无晶状体眼 RGP 的直径范围选择一般为 8.8～9.2 mm。

基弧：需要根据角膜曲率的测量数值进行 RGP 试戴来获得合适的基弧。患儿测量不配合，常规的角膜曲率方法可以选择手持式的角膜曲率计，在患儿平躺卧位进行测量，也可在患儿睡眠时或使用镇静剂后进行快速测量。

3）RGP 镜片的评估

在角膜曲率读数的基础上选择合适基弧的镜片进行试戴评估，先天性白内障手术后患儿因配合度问题很难使用常规的裂隙灯进行评估。可以采用笔式的钴蓝光笔灯照射，使用放大镜、手持式裂隙灯、手机拍照或肉眼观察评估荧光配适、镜片活动和直径大小的合适程度等（图 13－7）。

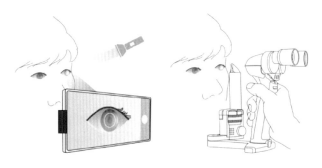

图 13－7　手机拍照、手持式裂隙灯进行 RGP 镜配戴评估

4）RGP 镜的摘戴和随访

RGP 镜的摘戴一般由患儿家长完成，尽可能在患儿醒着时戴入，需要家长极大的耐心和细心的操作。如患儿配合度不佳，也可以在睡着时轻柔操作，进行每天的摘镜和戴镜。安全性需要重点

关注，定期的随访检查是必要的保证，配戴后每隔 2～3 个月可检查。

　　隐形眼镜在先天性白内障术后无晶状体眼的屈光矫正方面很有价值，尤其是能保证和促进视觉发育的正常化，在验配时更需要注意患儿年龄小、配合度差和屈光状态的特点等进行针对性的验配。

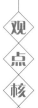

- 先天性白内障婴幼儿需要早期发现和早期手术治疗，术后还需要光学矫正，才能实现良好的视觉发育。
- 框架眼镜和隐形眼镜都可以用于矫正，但是隐形眼镜在高度数问题上具有明显优势，一是成像清晰，二是放大变化小。
- 如果一眼正常，一眼先天性白内障手术后无晶状体，则隐形眼镜是最佳选择，减少双眼之间放大率的差异，减少或减轻先天性白内障的弱视问题。

参考文献

1. SOLEBO AL, CUMBERLAND P, RAHI J S, et al. 5-year outcomes after primary intraocular lens implantation in children aged 2 years or younger with congenital or infantile cataract: findings from the IoLunder2 prospective inception cohort study. Lancet Child Adolesc Health, 2018, 2(12): 863 – 871.

2. DREWS-BOTSCH C, CELANO M, COTSONIS G, et al. Association between Occlusion therapy and optotype visual acuity in children using data from the infant aphakia treatment study: A secondary analysis of a randomized clinical trial. JAMA Ophthalmol, 2016, 134(8): 863 – 869.

3. CROMELIN C H, DREWS-BOTSCH C, RUSSELL B, et al. Association of contact lens adherence with visual outcome in the infant aphakia treatment study: A secondary analysis of a randomized clinical trial. JAMA Ophthalmol, 2018, 136(3): 279 – 285.

4. VASAVADA A R, VASAVADA V, SHAH S K, et al. Five-Year Postoperative Outcomes of Bilateral Aphakia and Pseudophakia in Children up to 2 Years of Age: A

Randomized Clinical Trial. Am J Ophthalmol, 2018, 193: 33 – 44.

5. LAMBERT S R, COTSONIS G, DUBOIS L, et al. Long-term Effect of Intraocular Lens vs Contact Lens Correction on Visual Acuity After Cataract Surgery During Infancy: A Randomized Clinical Trial. JAMA Ophthalmol, 2020, 1384: 365 – 372.

6. LAMBERT S R, DUBOIS L, COTSONIS G, et al. Spectacle Adherence Among Four-Year-Old Children in the Infant Aphakia Treatment Study. Am J Ophthalmol, 2019, 200: 26 – 33.

7. SOLEBO A L, RAHI J S, BRITISH CONGENITAL CATARACT INTEREST G. Visual Axis Opacity after Intraocular Lens Implantation in Children in the First 2 Years of Life: Findings from the IoLunder2 Cohort Study. Ophthalmology, 2020, 1279: 1220 – 1226.

8. LAMBERT S R, KRAKER R T, PINELES S L, et al. Contact Lens Correction of Aphakia in Children: A Report by the American Academy of Ophthalmology. Ophthalmology, 2018, 1259: 1452 – 1458.

中国医学临床百家

隐形眼镜和框架眼镜的相互协同

14. 各有特色，科学协同

从矫正人眼屈光不正的角度分析，框架眼镜和隐形眼镜有着相同的原理，但又有着截然不同的特征，掌握这些相同原理和差异特征，在临床上充分发挥各自的作用，意义非常。

（1）共同的光学矫正原理和特性

镜片的基本光学特性：两者都属于光学透镜，均采用光学矫正的方法让光线发生偏折。近视矫正应用负镜片，使光线发散，从而聚焦于视网膜上；远视矫正应用正镜片，使光线会聚，从而聚焦于视网膜上。

镜片的类型：针对不同人眼的屈光问题，2 种类型的光学设计的基本原理是一致的，包括了镜片前后表面曲率、镜片厚度、凹透镜或凸透镜。虽然隐形眼镜看起来比框架眼镜小很多，但从几何光学分析，都归属于同类的光学镜片。

（2）顶点距离是形成差异的核心

我们多次提及隐形眼镜能解决临床上的一些难题，其中最主要的原理就是其 2 个特征：接触眼球表面和缩短顶点距离。

由于框架眼镜和隐形眼镜在眼前的位置不同，框架眼镜与角膜之间存在一定距离，而隐形眼镜紧贴眼表，因此，在光学矫正方面存在诸多差异，具体总结如表 14 - 1 所示。

表 14 - 1　隐形眼镜与框架眼镜的差异

	框架眼镜	隐形眼镜	临床应用
屈光度	以框架眼镜为验光和矫正的"标准"	远视—增高，近视—减少	超出 4.00 D 考虑调整处方差异
放大率		减少放大率	屈光参差，高度屈光不正
调节需求		远视—减少，近视—增加	屈光手术者或改为隐形眼镜配戴
辐辏需求		远视—减少，近视—增加	同上
角膜散光		泪液镜的作用	高度散光或不规则散光
视野		远视—增大视野，近视—改善"环形复像区"	体育运动

（3）实现同样的矫正效果，两种类型的屈光力却不同

临床上验光处方是以框架眼镜为基准的，当选择隐形眼镜时，要达到相同的屈光矫正效果，需考虑"顶点距离"所造成的效应（图 14 - 1）。临床上当屈光不正度数 < ±4.00 D 时，顶点距离效应所产生的隐形眼镜和框架眼镜处方的差异很小，可以忽略不计；当屈光不正度数 ≥ ±4.00 D 时，给予隐形眼镜处方时需要考虑顶点距离效应。

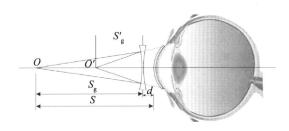

O. 近物；*S*. 近物至角膜顶点的距离；S_g. 为近物到框架眼镜的距离；*d*. 框架眼镜和角膜顶点的距离。

图 14 - 1　框架眼镜（实线）和隐形眼镜（虚线）屈光矫正方式示意

例如：主觉验光为 OD $-8.00\,D=1.0$，OS $-8.75\,D=1.0$ 的近视患者，测量顶点距离为 13 mm，则框架眼镜的处方为验光处方：OD $-8.00\,D=1.0$，OS $-8.75\,D=1.0$；隐形眼镜处方需要进行顶点距离换算：OD $-8.00/[1-0.013\times(-8.00)]=-7.25\,D$，OS $-8.75/[1-0.013\times(-8.75)]=-8.00\,D$，则隐形眼镜的处方为：OD $-7.25\,D$，OS $-8.00\,D$。高度近视患者隐形眼镜的度数会低于框架眼镜的度数。

（4）框架眼镜和隐形眼镜的放大率不同

这里"放大率"表示戴镜后观察物体被"放大"或"缩小"的程度，是指戴镜后观察到的物像大小与不戴镜观察到的物像大小的比率。此值若大于 1，代表戴镜后物像被"放大"，值越大代表放大程度越大；此值若小于 1，代表戴镜后物像被"缩小"，值越小代表缩小程度越明显。

隐形眼镜顶点距离的改变，不仅仅是改变度数，最重要的是改变框架眼镜造成的放大效应。而这种效应，在某些眼睛问题方面特别重要。

总体分析，近视配戴矫正镜（框架眼镜或隐形眼镜）后，视网膜光学像较矫正前变小。临床上更看重的是，在需要光学矫正时，选择配戴隐形眼镜能否比选择框架眼镜更能减少"放大率"对视觉效果的影响。

度数越高的近视或远视，用隐形眼镜矫正就越比框架眼镜接近自然，配戴隐形眼镜对视网膜光学像大小的影响更小，因此在临床上，隐形眼镜在以下特殊人群中应用有显著的优势。

高度近视患者，隐形眼镜矫正后的像比等量普通眼镜矫正的视网膜像大，能提高矫正视力。

晶状体摘除后戴框架眼镜，视网膜像增加 20% ~ 50%。单眼无晶状体眼配戴隐形眼镜可形成双眼视觉；如果用框架眼镜，由于双眼视网膜像大小的差异超出了人眼的融像范围而无法产生双眼视。

为了使视网膜像大小接近，如果是屈光性为主的屈光参差，隐形眼镜是最好的矫正形式。

在中高度散光眼中，两条子午线的眼镜放大率不均等，造成视网膜像的变形，隐形眼镜可明显减少此现象，但配戴者需要一段时间来适应戴隐形眼镜后新的视网膜像。

（5）配戴框架眼镜和隐形眼镜的调节需求不同

当人眼看近物时需作适当的调节才能看清。看清近物的调节需求，在戴框架眼镜和戴隐形眼镜时存在差异。

　　隐形眼镜由于离眼的主点的距离极小，可忽略不计，所以戴隐形眼镜时对近物的调节需求量 A_{cl} 与未配戴隐形眼镜的正视眼基本相同（图 14 - 2A）。S 为注视近物的距离。

$$A_{cl} = -\frac{1}{S}$$

　　戴框架眼镜矫正时，由于框架眼镜距离角膜顶点有一定的距离，以至近物至角膜处的会聚程度不同，调节需求 A_g 不同于未配戴眼镜的正视眼（图 14 - 2B）。简化公式如下：

$$A_g = \frac{1}{S(1 - 2dP)}$$

　　S 为注视近物的距离，d 为镜眼距离，P 为眼镜的屈光力。

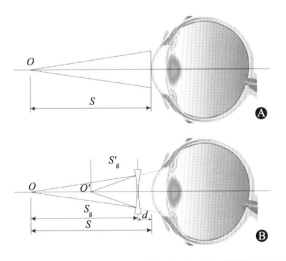

图 14 - 2　相同注视距离戴隐形眼镜和框架眼镜时的调节需求差异

　　例如：一例框架眼镜处方为 - 6.00 D 的近视患者，注视眼前 262 mm 处的近物，配戴隐形眼镜矫正屈光不正时，所需要的调节

需求 $A_{cl} = -\dfrac{1}{S} = \dfrac{-1000}{-262} = 3.82\,\text{D}$。配戴框架眼镜矫正屈光不正时，所需要的调节需求 A_g 代入公式求得为 $3.34\,\text{D}$。可见，近视配戴隐形眼镜比框架眼镜调节需求增加；在远视则相反。

（6）配戴框架眼镜和隐形眼镜的集合需求不同

由于隐形眼镜随眼球而转动，故看近物时的集合需求与正视眼相同，戴框架眼镜看近物时，由于眼球内转，视线向内偏离眼镜光心，产生棱镜效果，从而改变了集合需求。

如图 14 - 3 所示，看近物时视线通过框架眼镜处产生的棱镜效应 L（以棱镜度为单位）为：

$$L = \frac{ieP}{2S}$$

上式中 i 为瞳距（单位为 cm）；e 为眼镜至眼转动中心的距离（单位为 m），P 为框架眼镜的屈光力，S 为近物至框架眼镜的距离。

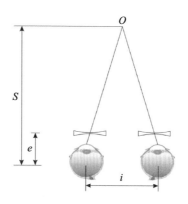

图 14 - 3　配戴框架眼镜时的眼球会聚

一般近物位于眼前正中，两眼视线通过透镜处的偏心距离相等，故总棱镜效果 L_T 为：

$$L_T = \frac{ie(P_l + P_r)}{2S}$$

例如：患者双眼均配戴 -4.00 D 的框架眼镜，近物离眼镜距离为 330 mm，镜面至眼转动中心的距离为 27 mm，瞳距为 60 mm，则总棱镜效果为：$L_T = -1.964\Delta$（负值为底朝内）。这说明此时框架眼镜使集合需求（比正视或配戴隐形眼镜）减少 1.964Δ；在远视眼则正好相反，配戴框架眼镜时集合需求增加。

（7）配戴框架眼镜和隐形眼镜的视野不同

当眼睛处于第一眼位时配戴框架眼镜的视野取决于入瞳中心与镜片边缘连线所成的角度和镜片的类型。当眼睛处于转动状态时，配戴框架眼镜的视野取决于眼的旋转中心与镜片边缘连线所成的角度和镜片的类型，两者有所不同（图 14-4）。

对于远视，环形视野"盲区"取决于眼镜片和框架不同的视野限制和正镜片的光学特征，因为正镜片缩小视野使得某些区域无法看见，"环形盲区"的量取决于镜片的度数和框架的厚度。

对于近视，环形视野"复像"产生于眼镜片和框架不同的视野限制和负镜片的光学特征，因为负镜片比正镜片的视野大，一些区域的影像可以清楚地在镜片范围以内看见，而同时在镜片外面的区域被模糊地看见，这种"环形复像区"的形成取决于镜片的度数和框架的形态和厚度。隐形眼镜与眼睛一起同步转动，没有如此的限制和复视。

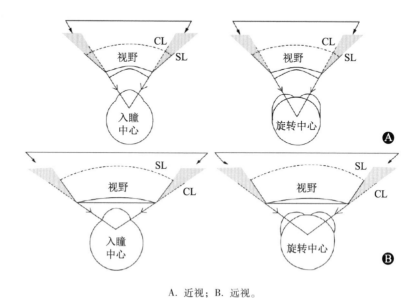

A. 近视；B. 远视。

图 14 - 4　近视眼和远视眼的视野

（8）框架眼镜和隐形眼镜在散光矫正方面存在差异

框架眼镜采用柱镜方式矫正散光，而隐形眼镜由于其独特的"泪液镜"系统，在散光矫正方面存在诸多差异和优势。在屈光不正人群中约 40% 有明显的散光，眼散光主要来自角膜前表面，所以一般性散光，可以利用硬性透气性隐形眼镜与角膜之间形成的泪液镜实现矫正，方法简单，不仅可以克服框架眼镜矫正可能存在的视物变形、扭曲等问题，还具备更佳的视觉矫正效果。

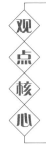

- 框架眼镜和隐形眼镜，在光学矫正上有相似之处。
- 由于隐形眼镜紧贴角膜，框架眼镜距离角膜有一定的距离，在光学矫正的度数、放大率、角膜散光方面有差异。
- 临床上不仅可以根据患者特征进行选择，还可以利用各自的特点，进行互补性相互协同。

15. 高度近视患者兼用，善尽各自优势

高度近视患者是我们临床重点关注的人群，对于此人群，是选择框架眼镜还是隐形眼镜？

答案是各有优势，也各有不足；善尽各自优势为最佳。

框架眼镜的优点是摘戴方便，不需要每日清洁护理，根据脸型搭配有一定的修饰作用；其缺点是运动不方便，镜片容易起雾，影响视线，另外对于高度近视患者，镜片周边很厚，影响外观。

隐形眼镜的优点是不影响外观，运动方便，看物像更接近真实，可改善框架眼镜对物像的放大或缩小作用，以及视野更开阔；其缺点是由于直接戴在角膜上，需要每日清洁护理，如果不注意卫生有可能引起眼部炎症，长时间配戴容易出现眼部干涩等不适，常规的软性隐形眼镜有度数限制，一般不超过1200°。在临床工作中，需要结合患者的实际需求，为临床患者选择最适合个人的验配方式，将框架眼镜和隐形眼镜的作用发挥到极致，下面以临床案例的方式展开介绍。

（1）高度近视患者也能配戴轻薄的框架眼镜

案例：患者，女，22 岁，大学生，喜欢时尚潮流的装扮，自小学 3 年级开始出现近视并配戴框架眼镜，习惯配戴框架眼镜，摘镜后感觉眼睛有变形，总觉得看上去不自然。目前近视度数很高，镜片周边厚，选择镜框时只能选择很小的镜框，看上去不美观，很想配戴目前流行的大镜框眼镜，遂来门诊就诊，希望能有好的解决方案。屈光度检查：OD $-12.00\,D = 1.0$，OS $-12.50\,D = 1.0$；其余眼部检查未见明显异常。

分析：①该患者近视度数很高，想要戴大镜框眼镜矫正，如果单纯选择框架眼镜矫正高度近视，框架眼镜的周边会很厚，看上去不美观。②高度近视患者配戴框架眼镜后，物像会缩小。③高度近视镜片偏离光学中心后视物变形明显。

考虑：①可采用隐形眼镜和框架眼镜相结合的方式，配戴较高度数的隐形眼镜（如 $-10.0\,D$），低度数的框架眼镜，改善框架眼镜外观。②该患者从小配戴框架眼镜，已习惯配戴框架眼镜，且配戴框架眼镜后看上去比较自然，考虑可以继续配戴框架眼镜。

解决方案：给予双眼 $-10.00\,D$ 的隐形眼镜处方，然后再给予 OD $-0.50\,D$ 和 OS $-1.00\,D$ 的框架眼镜处方矫正，患者自觉视物清晰舒适，且框架眼镜外观漂亮。患者更换框架眼镜联合隐形眼镜后与之前单纯配戴框架眼镜相比差别如表 15 - 1 所示。

表 15 - 1　框架眼镜联合隐形眼镜与单纯配戴框架眼镜的差异

	单纯框架眼镜	框架眼镜联合隐形眼镜
矫正方式	框架眼镜 - 12.00 D	隐形眼镜 - 10.00 D 联合框架眼镜 - 0.50 D
物像大小	物像放大率为 84.75%，即物像缩小 15.25%	物像放大率为 97.09%，即物像缩小 2.91%
视物变形和位移	镜片移心 1 cm，在 1 m 处将产生 12Δ 的位移量	镜片移心 1 cm，在 1 m 处将产生 0.5Δ 的位移量
视野	框架眼镜周边存在环形复像区	环形复像区明显减少，几乎不存在
镜片厚度	框架眼镜-12.00 D	隐形眼镜-10.00 D+ 框架眼镜-0.50 D

（2）隐形眼镜和框架眼镜兼用解决老视问题

案例：患者，女，50 岁，自由职业者，多年来一直配戴硬性透气性隐形眼镜，最近自觉看近物出现视物模糊，遂来我院就诊。平时有开车，看手机比较频繁，偶有读书和看报。屈光度检查：OD - 8.00 D/ - 0.50 D × 180 = 1.0，OS - 8.50 D/ - 0.75 D × 175 = 1.0，调节幅度：双眼 2.0 D，近附加度数为 1.50 D；其余眼部检查未见明显异常。原先配戴 RGP 镜片的度数为 OD - 7.25 D，OS - 7.75 D，配戴 RGP 镜片检查双眼远视为 1.0。

分析：①患者 50 岁，调节幅度降低，视近物不清主要是由于老视引起的。②患者以往一直配戴 RGP 镜片矫正近视，目前配戴的 RGP 镜片度数正好可以矫正近视，视远清晰。③患者目前出现老视，要保持看近清晰舒适，需要降低近视度数。

考虑：①患者既往一直配戴 RGP 镜片已习惯，且看远清晰舒适，可考虑继续配戴 RGP 镜片矫正。②由于患者出现老视，看近需要降低近视度数，考虑到 RGP 镜片不方便随时摘戴，可通过框架眼镜矫正老视。③如果配戴单纯老花镜，患者需要看远时摘下，看近时戴上，考虑到患者同时有看远和看近的需求，为避免频繁摘戴眼镜，可考虑渐进多焦点镜矫正。④采用 RGP 和渐进多焦点镜相结合的形式实现看远看近均清晰，而且渐进多焦点镜度数比较低，相对容易适应。

解决方案：保留原先的 RGP 镜片度数不变，配一副远用处方为平光，近用处方为 OD +1.50 D，OS +1.50 D 的渐进多焦点镜。患者自觉看远和看近均清晰，无明显不适感。

（3）单眼视方法解决老视患者同时看远看近清晰的问题

案例：患者，女，50 岁，某大学教授，常年配戴硬性透气性隐形眼镜，视远清晰，最近自觉看近物出现视物模糊、视物疲劳，遂来我院就诊。屈光度检查：OD $-9.00\,D/-1.00\,D\times180=1.0$，OS $-9.50\,D/-0.75\,D\times175=1.0$，右眼为优势眼，调节幅度检查：双眼 2.00 D，近附加度数测量为 1.50 D；其余眼部检查未见明显异常。原先配戴 RGP 镜片的度数 OD -8.00 D，OS -8.50 D；配戴 RGP 镜片检查双眼远视力为 1.0。

分析：①患者 50 岁，检查结果分析调节功能不足，视近物模糊主要是由于老视。②要保持看近清晰舒适，需要增加近附加度数，即降低近视度数。

考虑：①患者常年配戴 RGP，目前出现老视，看远和看近需要不同的镜片度数。如果同时降低近视度数，看近清晰，看远将模糊。②患者为大学教授，有看远和看近的需求，由于 RGP 镜片不方便看远和看近时随时切换不同的镜片度数，可考虑采用单眼视方式矫正，即一眼看远一眼看近，一般采用优势眼看远。

解决方案：根据屈光度检查和老视检查结果，右眼的 RGP 镜片度数不变，左眼的 RGP 镜片度数调低用于看近，由原来的 $-8.50\,\text{D}$ 调整为 $-7.25\,\text{D}$。患者自觉看远和看近均清晰，且无明显不适。

- 关注高度近视患者的诊断、矫正和并发症问题。
- 隐形眼镜矫正对高度近视来说有优势，主要是减少光学成像缩小、镜片太重太厚等问题。
- 尤其是单眼高度近视患者，隐形眼镜是优选。
- 充分认识两者优势，利用各自特点互补，也是临床优选之一。

16. 角膜塑形镜联合框架眼镜矫正近视和散光

角膜塑形镜具有降低一定近视度数的明确效果，同时又具备减缓近视进展的功效。对于低度近视患者，晚上配戴角膜塑形镜白天能具有良好的裸眼视力，但对于近视度数过高或散光较大的患者白天裸眼视力可能不佳，往往需要配合框架眼镜进行矫正。

角膜塑形镜和框架眼镜的协同作用可以达到既控制近视进展又能获得良好矫正视力的作用。下面以临床案例方式展开介绍。

（1）角膜塑形镜联合框架眼镜矫正近视

案例：患者，男，10 岁，自 6 岁发现近视，配戴框架眼镜矫正，目前近视度数较高且度数增长较快，家长想采用近视控制的方法，遂来我院门诊就诊。屈光度检查：OD −5.00/−0.75×15＝1.0，OS −4.75/−1.00×10＝1.0；角膜曲率检查：OD 41.51/42.67@99，OS 41.11/42.51@93；眼轴长度检查：OD 26.18 mm，OS 25.92 mm；角膜内皮细胞计数检查：OD 2881.8 个/mm²，OS 2883.0 个/mm²；泪膜破裂时间：OD 12 秒，OS 13 秒；中央角膜厚度：OD 545 μm，OS 560 μm；可见虹膜横径：OD 12.20 mm，OS 12.20 mm；瞳孔直径 3 mm。角膜地形图检查如图 16−1、图 16−2 所示。近 1 年双眼近视度数增长 1.50 D。

分析：①患者近视出现较早，目前近视度数高且近视度数增长较快，目前仅 10 岁，近视度数可能还会继续加深，有必要采用控制近视进展的方法。②根据患者角膜地形图、眼轴、角膜内皮等各项检查结果，可考虑配戴角膜塑形镜进行矫正。

考虑：①由于患者近视度数较高，配戴角膜塑形镜近视度数不一定能完全矫正。②度数较高的近视患者配戴角膜塑形镜后可能存在视力波动，有可能上午看得清楚，下午或晚上看不清楚，需要配戴低度数的框架眼镜进行矫正。

解决方案：给患者验配角膜塑形镜，患者配戴 1 周后裸眼视力有明显提高，角膜塑形镜配戴后定位良好如图 16−3、图 16−4

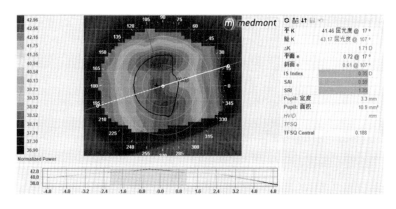

图 16 - 1 右眼角膜地形图

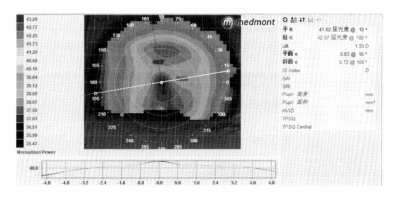

图 16 - 2 左眼角膜地形图

所示。但患者自觉上午看黑板清晰，下午和晚上看黑板稍模糊，给予 OD −1.00 D，OS −0.75 D 的框架眼镜矫正后清晰。角膜塑形镜配戴 1 年后检查眼轴 OD 26.30 mm，OS 26.04 mm。近 1 年眼轴增长缓慢，采用角膜塑形镜联合框架眼镜的方式可有效控制近视进展，白天视力良好。

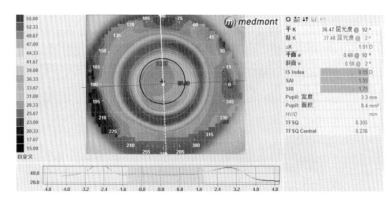

图 16-3　右眼配戴角膜塑形镜 2 个月后角膜地形图

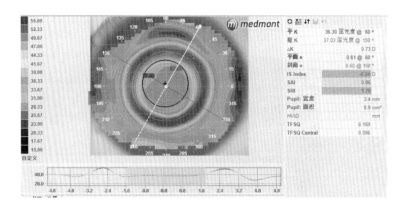

图 16-4　左眼配戴角膜塑形镜 2 个月后角膜地形图

（2）角膜塑形镜联合框架眼镜矫正散光

案例：患者，女，11 岁，目前近视度数增长较快，家长想采用角膜塑形镜的方法进行近视控制，遂来我院门诊就诊。屈光度检查：OD $-3.00/-2.25×35=1.0$，OS $-3.75/-2.00×30=1.0$；角膜曲率检查：OD 42.05/44.30@125，OS 41.75/43.80@120；眼轴长度检查：OD 25.18 mm，OS 25.30 mm；角膜内皮细胞计数检查：OD 3010.8 个/mm²，OS 2990.0 个/mm²；泪膜破裂时间：

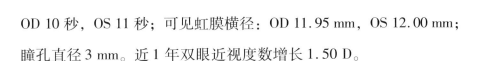

OD 10 秒，OS 11 秒；可见虹膜横径：OD 11.95 mm，OS 12.00 mm；瞳孔直径 3 mm。近 1 年双眼近视度数增长 1.50 D。

分析：①患者目前近视度数增长较快，且家长有配戴角膜塑形镜矫正的想法。②根据患者角膜地形图、眼轴、角膜内皮等各项检查结果，可考虑配戴角膜塑形镜进行矫正。

考虑：①患者近 1 年近视度数增长较快，有必要采取临床近视控制的方法。②患者散光度数较高，且存在逆规散光，角膜塑形镜配戴后白天裸眼视力矫正不佳时，可能需要配戴框架眼镜矫正。

解决方案：给患者验配角膜塑形镜，患者配戴 1 周后角膜塑形镜定位良好，裸眼视力较前提高，但仍诉上课视物不清。检查裸眼视力：OD 0.6，OS 0.6，屈光度检查：OD -1.50 D $\times 35 = 1.0$，OS -1.25 D $\times 30 = 1.0$。可见患者配戴角膜塑形镜后有残余散光，同时白天给予散光的框架眼镜矫正，患者近 1 年眼轴增长缓慢，且白天视力良好。

（3）角膜塑形镜联合框架眼镜矫正屈光参差

案例：患者，女，10 岁，近 1 个月出现看黑板模糊，学校体检时发现双眼视力相差很大，右眼明显视力不清，遂来我院门诊就诊。屈光度检查：OD -5.00 D $= 1.0$，OS -0.50 D $= 1.0$；角膜曲率检查：OD 42.05/42.10@92，OS 42.01/42.05@89；眼轴长度检查：OD 25.68 mm，OS 24.10 mm；角膜内皮细胞计数检查：OD 3002.0 个/mm^2，OS 3010.0 个/mm^2；泪膜破裂时间：OD

12 秒，OS 13 秒；可见虹膜横径：OD 12.05 mm，OS 12.03 mm；瞳孔直径 3 mm。

分析：①患者已出现双眼近视，且双眼近视度数相差较大，存在明显的屈光参差。②患者已出现上课看黑板模糊，需要矫正双眼屈光不正。

考虑：①患者之前从未戴过眼镜，如果配戴框架眼镜双眼近视度数差别很大，可能存在双眼视物不平衡，难以适应。②考虑患者右眼近视度数较高，且年龄较小，以后可能发展为高度近视，需尽早采用近视控制的方法。可考虑右眼配戴角膜塑形镜，即控制近视进展同时降低近视度数，由于近视度数较高，可能不能完全矫正，需要配戴低度数的框架眼镜以获得良好的矫正视力。

解决方案：患者右眼配戴角膜塑形镜，白天给予 OD −1.00 D，OS −0.50 D 的框架眼镜矫正。患者配戴框架眼镜后双眼视物不平衡症状消失，上课看黑板清晰，且右眼近视度数增长得到控制。

- 针对临床特殊患者，可以采用角膜塑形镜和框架眼镜联合，主要是针对高度近视或者近视伴有高度散光患者。
- 对于近视处于进展比较快的高度近视患者，可以选用两者联合，部分度数通过夜间配戴角膜塑形镜消除，剩余部分度数采用白天配戴框架眼镜调节，外形好看、放大率也适度。
- 对于近视伴明显散光者，又处于近视进展者，部分残留散光可以通过框架眼镜来矫正。

参考文献

1. WALLINE J J, LINDSLEY K B, VEDULA S S, et al. Interventions to slow progression of myopia in children. Cochrane Database Syst Rev, 2020, 1: CD004916.

2. BRESSLER N M. Reducing the progression of myopia. JAMA, 2020, 3246: 558－559.

3. VANDERVEEN D K, KRAKER R T, PINELES S L, et al. Use of orthokeratology for the prevention of myopic progression in children: a report by the American academy of ophthalmology. Ophthalmology, 2019, 1264: 623－636.

4. JIMENEZ R, REDONDO B, DAVIES L N, et al. Effects of optical correction method on the magnitude and variability of accommodative response: a test-retest study. Optom Vis Sci, 2019, 968: 568－578.

5. HUANG J, WEN D, WANG Q, et al. Efficacy comparison of 16 interventions for myopia control in children: a network meta-analysis. Ophthalmology, 2016, 1234: 697－708.

6. KOFFLER B H, SEARS J J. Myopia control in children through refractive therapy gas permeable contact lenses: is it for real? Am J Ophthalmol, 2013, 1566: 1076－1081 e1071.

7. BACKHOUSE S, FOX S, IBRAHIM B, et al. Peripheral refraction in myopia corrected with spectacles versus contact lenses. Ophthalmic Physiol Opt, 2012, 324: 294－303.

8. EHSAEI A, CHISHOLM C M, MACLSAAC J C, et al. Central and peripheral visual performance in myopes: contact lenses versus spectacles. Cont Lens Anterior Eye, 2011, 343: 128－132.

9. COCHRANCE G M, DU TOIT R, LE MESURIER R T. Management of refractive errors. BMJ, 2010, 340: c1711.

了解角膜才能更懂隐形眼镜

17. 精准测量角膜的几项重要参数和技术

角膜与隐形眼镜关系密切，了解角膜的精细结构对隐形眼镜的适配、设计、医疗安全都有着非常重要的意义。对角膜形态和生物反应的研究进程，让隐形眼镜设计、配戴安全及精准度不断提升。

（1）角膜的结构和表面特点

角膜透明，无血管，折射率为 1.376，屈光力为 43.05 D，是眼球主要的光学介质。它的前表面呈椭圆形，垂直直径为 10 ~ 11 mm，水平直径为 11 ~ 12 mm。在前顶点，角膜的曲率半径平均值为 7.7 mm，而后顶点的曲率半径平均值约为 6.8 mm。角膜的前表面呈横向椭圆形，中央薄周边厚，中央部基本呈球形，是光学区，而周边部向外逐渐平坦，但上下左右的平坦率不对称。角膜的后表面比前表面更陡峭。

据统计，角膜的平均中央厚度约为 0.54 mm。中国人的角膜平均中央厚度较日裔和印度裔稍厚一些。正常的隐形眼镜配戴和一些隐形眼镜并发症并不会影响角膜厚度，但是由于屈光手术是直接切削角膜，手术的安全性和角膜厚度直接相关，据统计屈光手术的角膜厚度安全范围应在 450 ~ 550 μm。

从组织学上看，角膜从外向内可分为 5 层，分别为：上皮细胞层、前弹力层、基质层、后弹力层和内皮细胞层。这 5 层结构的正常功能共同维持了角膜最主要的特点透明性。在正常情况下，透明性的维持主要表现为氧气溶解进入泪膜后到达上皮细胞层，使角膜获得充足的氧供。角膜内皮细胞层具有内皮泵的作用，以主动转运的方式将水分从基质层中泵出到前房，保持角膜相对脱水的状态（图 17 - 1）。

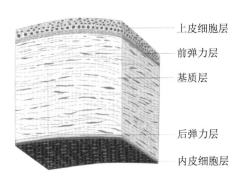

上皮细胞层
前弹力层
基质层

后弹力层
内皮细胞层

图 17 - 1　角膜结构示意

隐形眼镜的设计主要依赖于对角膜结构的深入了解，特别是角膜前表面的结构特点。其中角膜前表面曲率从中央到周边的变化特点影响隐形眼镜与角膜之间的相互匹配关系，这将影响到隐形眼镜配戴的舒适性与有效性。而隐形眼镜的最佳材料选择则依赖于对角膜氧供和相关代谢机制的了解。对角膜与镜片之间的泪液状态及眼球屈光整体的认知，则能更有效地确定隐形眼镜在光学矫正上发挥的效能。

（2）角膜形态与地形

角膜地形常泛指依赖于现代计算机眼科影像系统对角膜前表面结构进行三维重建，使角膜前表面形态可视化及精确表达。角膜地形对隐形眼镜的配适极为重要，理解角膜地形图有助于准确把握隐形眼镜的配适特征，包括镜片的定位、镜片的运动特征、镜片与角膜的关系和参数改变对配适的影响等。

角膜地形模型的具体特征分别为：①角膜顶点。即角膜曲率最大的位置，一般位于中心，但有可能略偏心，一般向下方、颞侧偏心。②非球面形。角膜本身为非球面，角膜在不同位置上曲率半径连续改变，正常角膜在顶部最为陡峭，而向周边部逐渐平坦。③离心率。角膜曲率自角膜顶部向周边变化的速率，在角膜各点离心率各不相同，正常角膜自中央向周边渐趋平坦。④环曲面性。角膜曲率的子午线变化，散光角膜各子午线的半径不相同，而散光包括规则散光和不规则散光两大类。⑤对称性。大多数情况下角膜上下两部分是对称的，鼻侧角膜比颞侧角膜离心率更大，大多数人左右眼角膜是对称的。⑥角膜到角巩缘的移行区。从角膜过渡到角巩缘处，曲率稍变得陡峭，而进入到巩膜后则又变得平坦（图 17 - 2）。

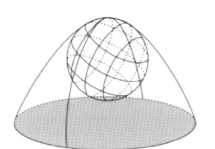

图 17 - 2　角膜地形模型

（3）在隐形眼镜验配中，需要关注角膜地形的重要参数

在隐形眼镜验配中，我们应该关注角膜地形中的角膜曲率和可见虹膜直径。

角膜曲率可从角膜地形中直接获得，正常的角膜曲率读数范围为 41 ~ 46 D。常见的隐形眼镜都适用于这个范围内的角膜，软性隐形眼镜在基弧的选择上比较宽松，硬性隐形眼镜则相对严苛一些。陡峭的 K 度数常提示一些角膜形态病理性的改变（如圆锥角膜与角膜瘢痕等），这有助于医师对这类特殊情况进行早期发现和处理。角膜地形中所获得的角膜散光量也能帮助我们选择合适的隐形眼镜类型。不同轴向上角膜曲率的变化及圆锥角膜锥顶的位置在角膜地形上的可视化表达能提供更多更详细的角膜前表面情况。

角膜曲率在角膜塑形镜治疗前后会出现变化，据文献报道，角膜塑形镜配戴 1 周后角膜前表面的陡峭 K 度数与平坦 K 度数就会出现变化，在配戴角膜塑形镜 1 年后，角膜前表面的陡峭 K 度数与平坦 K 度数会分别发生（2.83±1.23）D、（2.70±1.42）D 的变化，角膜后表面的角膜曲率不会产生变化。但是，角膜曲率本身并不能预测角膜塑形镜控制近视的效果。

　　可见虹膜直径是另一个重要的指标，在大多数角膜地形上可见虹膜直径的表达常用经瞳孔中央从一侧角膜缘量到另一侧角膜缘而获得，通过可见虹膜直径水平直径和垂直直径获取可见虹膜横径（horizontal visible iris diameter, HVID）和可见虹膜纵径（vertical visible iris diameter, VVID）。临床上常用 HVID 选择合适的镜片直径（图 17 - 3）。

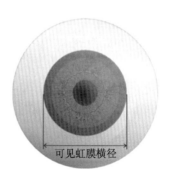

图 17 - 3　可见虹膜横径示意

- 角膜前表面曲率从中央到周边的变化特点影响隐形眼镜与角膜之间的相互匹配关系，这将影响到隐形眼镜配戴的舒适性和有效性。
- 角膜直径和瞳孔直径的参数是镜片设计和选择考量参数。
- 角膜地形对隐形眼镜的配适极为重要，包括镜片的定位、镜片的运动特征、镜片与角膜的关系和参数改变对配适的影响等。

18. 隐形眼镜与角膜是一种相对匹配的关系

隐形眼镜配戴后与眼表组织（角膜、结膜、巩膜）等有直接交互关系，其中与角膜之间的互相匹配关系最受关注。实际上，隐形眼镜并非与角膜直接接触，而是附着于眼球前部的泪膜上，镜片被眼睑压住。在瞬目时，眼睑在隐形眼镜表面滑动，使镜片移动。

（1）隐形眼镜与角膜的匹配表现

隐形眼镜与角膜之间的相对匹配关系主要表现在 2 个方面：①隐形眼镜和角膜组成一个光学系统，隐形眼镜与角膜之间的泪液镜赋予了隐形眼镜特殊的光学性能，在成像质量、视力、放大率、视野、矫正散光等具有独特的光学性能，能够解决一部分特殊的临床问题。②隐形眼镜和角膜之间的相对位置关系决定了隐形眼镜的配适结果，具体体现为镜片在角膜上的中心定位、镜片的覆盖度及镜片的移动度等。这在不同类型的隐形眼镜上评估的方式和结果也各不相同。

（2）软性隐形眼镜的匹配特点

软性隐形眼镜的特征为材料柔软、亲水，具有良好的可塑性、良好的初戴舒适性和透氧性。在软性隐形眼镜设计中，由于材料柔软，其形态趋于和角膜形态一致。在软性隐形眼镜关键参数上，软性隐形眼镜基弧一般比角膜前表面曲率平坦一些；在软性隐形眼镜镜片直径上，软性隐形眼镜镜片覆盖角膜一般要超出角膜边缘 0.5 mm，而合适的镜片弧矢高度则与角膜之间配适松紧有直接影响。

临床上常规检查配适情况时，软性隐形眼镜与角膜之间的相互位置关系是检查过程中的重点。我们常在镜片戴入 15 分钟后（特殊镜片戴入 30 分钟后）评估软性隐形眼镜和角膜之间的匹配关系。在中心定位和覆盖度上，一般匹配良好的镜片相对位于角膜的中心，完全覆盖角膜，并且过角巩膜缘 0.5 ~ 2.0 mm。在向前注视与瞬目过程中，镜片中心都能在角膜中心。在镜片移动度方面，瞬目时镜片理想的移动度为 0.5 ~ 1.5 mm，长戴镜片为 1.5 ~ 2.0 mm，也可使用"上推下睑试验"来评估软性隐形眼镜配戴后与角膜之间的相互匹配关系。另外，戴镜验光与软性隐形眼镜和角膜之间的泪液镜有关，一般以获得最佳视力为佳。

一些眼科影像设备也可以辅助预测软性隐形眼镜和角膜之间的相互匹配关系，其中角膜地形图中的角膜矢高与镜片偏心量有着最为显著的相关性。眼前段光学相干断层扫描（anterior segment optical coherence tomography，AS-OCT）中获得的角膜高度、泪膜厚度都可以预测软性隐形眼镜的适配成功率。而通过高分辨率的 AS-OCT 也可获得软性隐形眼镜与角膜之间微米级的镜片运动量，可更精确的判断镜片活动度。更为重要的是，通过 AS-OCT 观察发现设计不同类型的软性隐形眼镜都会影响镜片边缘处的泪新月变化，以此可以指导软性隐形眼镜镜片边缘的设计和验配。

软性隐形眼镜与角膜之间的良好匹配关系决定了软性隐形眼镜在人眼上配戴的舒适度及安全性。

（3）硬性隐形眼镜的匹配特点

相较于软镜，硬性隐形眼镜在镜片材料的透氧性、光学性能、对角膜散光的矫治作用、对特殊疾病（如圆锥角膜）的屈光矫治方面有着独特的作用。相较于软性隐形眼镜，硬性隐形眼镜需要考虑的关键参数更多，在关键参数选择上，普遍硬性隐形眼镜的后表面弧面形态与配戴角膜弧面离心度均值有关，硬性隐形眼镜的最小光学区直径应大于人眼瞳孔开大的最大直径，硬性隐形眼镜的基弧选择常比角膜曲率略平10%左右，周边弧的设计与镜片直径的选择上应与角膜前表面形态相对应。

临床上配适硬性隐形眼镜时采用的方法也一般基于角膜的形态，分为两大类。一类为顶点平行配适法，使镜片中央区与角膜中央区弧面尽可能成为平行关系，基弧略大于K值。另一类为顶点间隙配适法，镜片的基弧小于角膜的K值，在接合部与角膜光学区两端相接触。镜片戴入30~50分钟后，临床检查硬性隐形眼镜的配适情况时，硬性隐形眼镜与角膜表面之间的相互位置关系同样重要。配适适宜的硬性隐形眼镜在自然瞬目过程中会被牵引至角膜上方，然后下降稳定于角膜中央略下方。中心定位方面，硬性隐形眼镜的光学区必须覆盖住瞳孔区。当硬性隐形眼镜基弧选择与角膜K值相匹配时，在中央处角膜荧光显像会看到均匀的泪液层存留，周边部斜边弧一般为0.6 mm。

眼科影像设备获得的角膜形态同样可辅助硬性隐形眼镜适配，在特殊角膜疾病中，使用角膜地形图与Pentacam HR获得的角膜中央 K 值（平坦 K 值、陡峭 K 值）都能较好的预测圆锥角膜患者的硬性隐形眼镜基弧选择，AS-OCT 也可以可视化硬性隐形眼镜适配后与圆锥角膜患者角膜之间的相互位置关系，测量他们的泪膜厚度。

由于硬性隐形眼镜与角膜之间特殊泪液镜的存在，硬性隐形眼镜与角膜之间的相互匹配关系除了会与戴镜舒适度、戴镜移动度有关，也应考虑戴镜之后硬性隐形眼镜—泪液镜—角膜形成整体屈光系统后屈光力的变化，这是临床实践中更应注意的。

（4）角膜塑形镜的匹配特点

角膜塑形镜是一种特殊的硬性隐形眼镜，在镜片设计上角膜塑形镜采用"倒几何"设计，利用这个特性，可以将角膜压平达到减少屈光力的目的。在临床上角膜塑形镜常用来降低近视度数，提高裸眼视力，目前已有的流行病学调查已证实了角膜塑形镜可延缓近视的发展。角膜塑形镜常在夜间配戴，角膜塑形镜与角膜之间的相互匹配关系显得尤为重要。

在角膜塑形镜设计过程中，若以镜片后表面与角膜前表面之间的泪液层厚度的分布来设计镜片（具体是中央区泪液层厚度为 $5 \sim 10 \ \mu m$，定位弧区为 $10 \sim 20 \ \mu m$，周边弧区为 $60 \sim 70 \ \mu m$），角膜地形图所获得的角膜地形数据能为镜片设计提供参考，但是由于镜片本身与角膜表面在配适后存在动态变化的过程及不同角膜地形图设备之间的误差，在临床上常采用试戴片的方式最终敲定所需要的角膜塑形镜参数。

在试戴 30 ~ 40 分钟后，临床医师会通过观察角膜塑形镜与角膜之间的相对位置关系及镜片活动度判断所选择的角膜塑形镜是否适宜。具体评判的标准为：镜片在中央区与角膜有足够的接触面积（3 ~ 5 mm），反转弧区与角膜之间有很厚的泪液层，一般宽度为 1.0 ~ 1.5 mm，定位弧区镜片与角膜保持相对平行的状态，泪液层较薄，周边弧区镜片边缘翘起，与角膜之间的泪液层较厚，镜片的移动度保持在 1.0 ~ 2.0 mm。在角膜地形中，临床医师应关注角膜曲率（K 值）和可见虹膜横径（HVID）。在一般角膜塑形镜的选择上总直径一般比 HVID 小 1.0 ~ 1.5 mm。

当然其他一些眼科影像设备所获取的角膜形态也可以为角膜塑形镜提供参照依据，其中 Pentacam HR 所获得的角膜非球面性指标与镜片偏心量有关，使用 AS-OCT 也可以客观定量的评估角膜塑形镜在角膜上的偏心量及配适的松紧度，也与传统的荧光染色有较好的一致性。

在角膜塑形镜与角膜之间的匹配关系中，良好的匹配关系影响到角膜的塑形效果，一些角膜形态的参数可以用来预测镜片的定位、矫正效果，合理使用角膜形态可减少使用试戴片的次数，提高角膜塑形镜的验配效率。

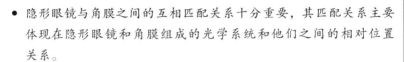

观点核心

- 隐形眼镜与角膜之间的互相匹配关系十分重要，其匹配关系主要体现在隐形眼镜和角膜组成的光学系统和他们之间的相对位置关系。
- 软镜、硬镜（如角膜塑形镜）等的匹配特点和要求相同，合适的匹配关系会影响到视觉效果及配戴舒适性。

19. 角膜需要氧气，隐形眼镜需要透气

"角膜需要呼吸"，角膜结构与功能的完整性依赖于正常的呼吸，即通过吸收"氧气"来维系代谢功能。正常的氧供对角膜来说可以及时清除二氧化碳，避免 pH 值和代谢改变影响角膜正常功能。

（1）角膜需要获得足够的氧气

对于角膜而言，最直接和主要的氧气来自空气。即我们每天睁开眼睛的过程中，眼表从空气中汲取需要的氧气。由此可以想象配戴隐形眼镜后，理论上讲，隐形眼镜接触在角膜上，会直接影响空气与角膜之间的气体交换。

如果角膜表面氧供不足，会导致角膜的需氧代谢平衡丧失，在角膜中的糖原储备快速耗竭，导致乳酸堆积引发失代偿，引起角膜组织渗透压负荷升高，角膜上皮和基质的水肿。因此，隐形眼镜导致的缺氧性损害会对角膜产生灾难性后果，具体表现为角膜上皮层变薄、细胞紧密连接屏障损害、角膜知觉降低、新生血管、代谢性基质水肿、基质变薄、角膜形状改变及内皮变化等。有些病理性变化可通过换用透氧性好的镜片及减少配戴时间来解决，而有一些是不可逆的。

（2）评估隐形眼镜氧供的指标

隐形眼镜中评估氧供的指标主要分为两类，一类为离体测量指标，另一类为在体测量指标。其中离体测量指标为氧通透性和氧传导性等，而在体测量指标主要为临界氧需求和等效氧分压等。

　　镜片材料对氧通透的物理指标常用氧通透性来描述，即 Dk 值。这是隐形眼镜材料的固有属性之一，与材料本身有关，与镜片厚度、屈光力无关（图 19 – 1A）。目前镜片材料科学都在致力于提高隐形眼镜材料的透氧率。氧通透性的延伸概念是氧传导性，即 Dk/L 或 Dk/t，这个指标与镜片中央厚度（L）及局部厚度（t）有关（图 19 – 1B）。隐形眼镜对角膜氧供的影响常用这个指标来表达，角膜的临界氧需求也常用这个指标来表达。对长戴型隐形眼镜而言，可接受的长戴值是指戴镜过夜角膜水肿不超过 8% 时的最小氧传导性。对软性隐形眼镜而言，因为气体经过镜片材料中的水分传递，以及受到材料含水量的影响，在镜片材料中只有自由水才传导空气，因此对软性隐形眼镜而言，结合水/自由水的比率也非常重要。

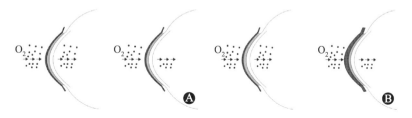

A. 不同镜片材料的透氧能力；B. 不同镜片厚度的透氧能力。

图 19 – 1　镜片材料和镜片厚度的氧通透性

　　等效氧分压则可以用来表达配戴隐形眼镜后角膜面实际的氧分压，是通过测量不同隐形眼镜在角膜上产生的缺氧压力的方法所获得的。在具体测量方法中，常将眼睛暴露于用潜水镜制造的已知缺氧气体（包括氮气）中测量一系列的消耗因素，在戴镜结束后立即测量氧气消耗速率，通过比较戴镜后结果和气体系列结果得到镜片的等效氧分压。

在临床上，也有使用 AS-OCT 通过测量戴镜前后角膜中央厚度建立角膜缺氧模型来间接测量角膜缺氧程度，这主要应用于硬性隐形眼镜上。

（3）解决隐形眼镜导致角膜缺氧的一些措施

隐形眼镜导致的角膜缺氧在软性隐形眼镜上更容易发生，这是由于硬镜在瞬目过程中通过"镜片泵"使角膜下缘处的泪液进入，原存留在镜下的泪液由两侧挤压排出（图 19 - 2），此外硬镜留出的角膜边缘区可直接与空气接触，也使组织缺氧的程度较软性隐形眼镜轻，而软性隐形眼镜的"镜片泵"作用较差。

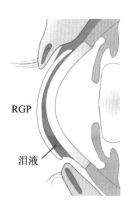

RGP

泪液

图 19 -2　RGP 镜片的"镜片泵"示意

一般角膜出现缺氧后，在出现较轻的病理性改变（如角膜上皮微囊损害）时，可通过提高隐形眼镜的 Dk/L 值，减少过夜配戴的频率，将长戴改为日戴，避免过夜配戴，或者将软性隐形眼镜改为硬性隐形眼镜等方式来缓解角膜缺氧的情况。但当出现较重的角膜缺氧改变（如角膜新生血管）时，从预防的角度应选择氧传导性较好、机械损伤轻、镜片与角膜地形相匹配以及活动度良好的镜片，在护理液的选用中也应选择含较少防腐剂，并对角膜不产生过敏性损害的护理液。一旦发生新生血管，最好的方式是停戴隐形眼镜直至恢复，新生血管覆盖范围较小时也可以更换镜片类型或者减少配戴时间来缓解病情。一旦出现严重情况，应立即转诊至角膜病专科门诊进行诊治。对长期配戴隐形眼镜导致的内皮细胞数量减少与角膜代谢性水肿而言，选用透氧性好的镜片及减少配戴的时间是关键。

隐形眼镜材料革新和镜片设计的进步，已经大大改善了隐形眼镜材料带来的缺氧问题，以往临床上普遍的角膜缺氧问题如今已经缓解很多。对于适宜的长期隐形眼镜配戴者、有限的角膜上皮微囊反应、正常的角膜知觉、无角膜新生血管产生、生理性可承受的角膜基质水肿和内皮改变仍可视为安全的隐形眼镜配戴。但是，当前隐形眼镜材料并没有出现很大革新，有关角膜的氧气问题仍应引起临床医师的高度重视。

- 角膜需要呼吸，维持角膜正常功能需要15.0%~20.9%的氧分压。
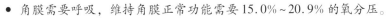
- 隐形眼镜中评估氧供需要考虑氧通透性、氧传导性、等效氧分压等指标，不同氧通透性的镜片材料的透氧能力及不同厚度镜片的透氧能力均有所不同。
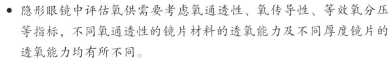
- 软性隐形眼镜由于"镜片泵"作用相较于硬性隐形眼镜差，角膜缺氧在软性隐形眼镜上更容易发生，可通过选择高透氧性的软性隐形眼镜，将长戴改为日戴，将软性隐形眼镜改为硬性隐形眼镜，或者停戴等方式来缓解角膜缺氧的情况。

中国医学临床百家

参考文献

1. YOUNG G, SCHNIDER C, HUNT C, et al. Corneal topography and soft contact lens fit. Optom Vis Sci, 2010, 875: 358 – 366.

2. KARNOWSKI K, KALUZNY B J, SZKULMOWSKI M, et al. Corneal topography with high-speed swept source OCT in clinical examination. Biomed Opt Express, 2011, 29: 2709 – 2720.

3. HALL L A, YOUNG G, WOLFFSOHN J S, et al. The influence of corneoscleral topography on soft contact lens fit. Invest Ophthalmol Vis Sci, 2011, 529: 6801 – 6806.

4. CUI L, SHEN M, WANG M R, et al. Micrometer-scale contact lens movements imaged by ultrahigh-resolution optical coherence tomography. Am J Ophthalmol, 2012, 1532: 275 – 283.

5. SHEN M, CUI L, RILEY C, et al. Characterization of soft contact lens edge fitting using ultra-high resolution and ultra-long scan depth optical coherence tomography. Invest Ophthalmol Vis Sci, 2011, 527: 4091 – 4097.

6. CHEN Q, WANG J, TAO A, et al. Ultrahigh-resolution measurement by optical coherence tomography of dynamic tear film changes on contact lenses. Invest Ophthalmol Vis Sci, 2010, 514: 1988 – 1993.

7. RAMDAS W D, VERVAET C J, BLEYEN I. Corneal topography for pancorneal toric edge rigid gas-permeable contact lens fitting in patients with keratoconus, and differences in age and gender. Cont Lens Anterior Eye, 2014, 371: 20 – 25.

8. CHEN Z, XUE F, ZHOU J, et al. Prediction of orthokeratology lens decentration with corneal elevation. Optom Vis Sci, 2017, 949: 903 – 907.

9. 连燕, 姜珺, 沈梅晓, 等. 应用超长扫描深度谱域 OCT 评估夜戴型角膜塑形镜配适状态. 中华眼视光学与视觉科学杂志, 2014, 16(2): 68 – 72.

隐形眼镜可以解决复杂的角膜问题

20. 解决临床高度散光问题

散光是人眼屈光不正系统的一个常见问题，原因是作为一个光学系统其在成像过程中不能成像聚焦一点，该光学系统在不同的子午线上屈光力不同。这样听起来有点"拗口"，在临床上经常有患儿的母亲或父亲问："医生，散光到底是什么东西啊？"一个比较形象的比喻，就用"乒乓球"和"鸡蛋"，一个光学系统比较完美的眼球，如同乒乓球，每个轴面对过去都是圆的，鸡蛋是椭圆，横着的切面对过去和竖着的切面对过去，弧度是不一样的，散光的眼睛就像鸡蛋（图20-1）。

隐形眼镜与角膜之间形成的泪液镜可以实现散光矫正，效果明显，而且也可以缩短矫正的时间，不容易产生明显的不良反应。

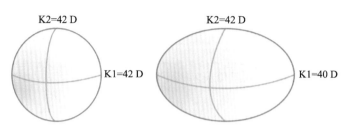

图 20 - 1　完美的眼球如同"乒乓球"为圆形，
散光的眼睛像"鸡蛋"为椭圆形

（1）高度散光的问题解决

1）高度散光的概念

与普通散光不同，高度散光是指散光度数大于 + 2.00 D 的散光。高度散光患者，除了会继发近距离的视疲劳外，还会引起远近视力的下降，而且高度散光验配较困难，且矫正效果不佳。如果高度散光很长一段时间内没有给予矫正，还可能导致子午线性弱视的发生。

2）高度散光的矫正方式

临床上对于高度散光，可以采用软性隐形眼镜、硬性隐形眼镜、框架眼镜、手术等方法进行矫正。针对不同类型的高度散光，选择的隐形眼镜类型也往往不同。

① 软性隐形眼镜

软性隐形眼镜常采用环曲面软性隐形眼镜来矫正高度散光，当散光度数在 3.00 ~ 6.00 D 可以选择环曲面软性隐形眼镜进行矫正，环曲面软性隐形眼镜对于眼内散光的矫正效果较角膜散光好。

② 硬性透氧性隐形眼镜（RGP，图 20 - 2）

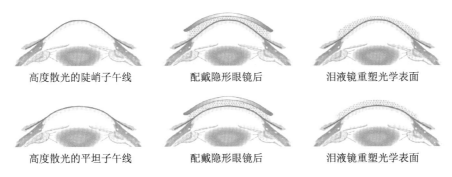

| 高度散光的陡峭子午线 | 配戴隐形眼镜后 | 泪液镜重塑光学表面 |
| 高度散光的平坦子午线 | 配戴隐形眼镜后 | 泪液镜重塑光学表面 |

图 20 - 2　隐形眼镜矫正高度散光示意

球面 RGP 镜片：当高度散光≤3.00 D，可以先尝试使用球性 RGP 进行矫正。据统计，大约 90% 的散光可以通过球面 RGP 矫正成功。由于其硬性材料的独特优势，镜片与角膜前表面之间空隙会被泪液填满，镜片"悬浮"于角膜上，并不直接接触角膜，同时泪液的填充相当于形成了一片与不规则的角膜前表面完全贴合的镜片，即泪液镜。泪液镜的填充使球面 RGP 的规则后表面代替不规则的角膜前表面成像，从而达到更好的视觉质量。

前环曲面 RGP 镜片：适用于眼内散光大，但角膜散光小的患者。较大的眼内散光通过镜片前表面环曲面设计进行矫正，镜片的后表面与角膜前表面之间填充的泪液镜能够有效地矫正角膜散光。

后环曲面 RGP 镜片：适用于角膜散光大，但眼内散光小、角膜有一定不规则性的患者。角膜散光很大时，如果采用球性设计的后表面，虽然泪液镜能够矫正一部分角膜散光，但是镜片后表面与角膜前表面不够贴合，容易产生镜片的定位不良、摇摆等现象。因此采用与不规则角膜前表面形态更匹配的后环曲面设计，镜片会具有更好的稳定性。

双环曲面 RGP 镜片：对于角膜散光和眼内散光都较明显的患者，需要采用双环曲面设计的镜片。使用后表面设计以贴合角膜前表面形态，同时通过泪液镜的填充，形成规则的光学成像面，达到稳定镜片配适和矫正角膜散光的目的。使用前表面设计矫正明显的眼内散光。

③ RGP 结合框架眼镜矫正高度散光

对于度数超高的高度散光，如果 RGP 无法满足度数限制，可以采用通过 RGP 形成的泪液镜使高度散光的角膜表面形成规则的光学面，将大部分散光屈光力加在 RGP 上，RGP 不足以矫正的部分，采用框架眼镜进行矫正。这样既能弥补框架眼镜放大率、成像畸形和视野的问题，又能弥补 RGP 的矫正度数不足。

（2）隐形眼镜相较于框架眼镜对矫正高度散光的优势

框架眼镜由于顶点距离的关系，放大率偏离真实物体大小，且镜片光学中心和周边屈光度并不是完全一致的，镜片中离光学中心点越远的区域，畸变现象越明显。当眼球转动时，视轴偏移镜片光学中心，就会导致成像畸变。因此，会导致患者只能通过镜片中心视物，周边产生显著像差，而周边视物的明显变形，严重限制了患者的视野范围，并且高度散光镜片不同的轴向之间屈光度相差越大，放大率相差也越大，也会导致成像畸形。所以，高度散光患者普遍反应长时间配戴框架眼镜后出现头晕、眼疼、易疲劳、视物变形等症状。此外，矫正高度散光的框架眼镜往往镜片较厚重，且因为其畸变往往影响戴镜美观性。隐形眼镜相较于框架眼镜有其独特的优势，

从软性隐形眼镜来讲，相较硬性隐形眼镜便宜，放大率更接近于真实物体大小，且镜片跟随眼球转动，不存在镜片光学中心偏移，视野范围基本与裸眼相同。但是软性隐形眼镜存在透氧性不高，长期配戴可能由于角膜缺氧对角膜内皮产生不可逆的损害，导致角膜新生血管的产生。配戴隐形眼镜因为可能产生并发症，如巨乳头性结膜炎、干眼症，需要定期更换。配戴方式及镜片护理较框架眼镜复杂，对卫生护理要求较高，若消毒、护理不当还有可能发生细菌性结膜炎、角膜炎等眼部感染性疾病。

从硬性隐形眼镜而言，RGP 的优点与软性隐形眼镜优点相同，但相比软性隐形眼镜，RGP 透氧性更好，不易导致角膜缺氧相关的并发症发生。同时，RGP 形成的泪液镜能够中和高度散光角膜以形成规则的光学面，在镜片后表面加上环曲面的设计可以有效矫正角膜散光，并稳定镜片配适，具有更好的成像质量。眼内散光的度数通过加在镜片前表面的环曲面设计矫正。同时，RGP 配适更加个性化，RGP 是根据患者的角膜曲率量身定做，经过试戴的过程，镜片的舒适度、移动度及镜片与角膜前表面的吻合度都更加的科学。但是 RGP 也存在缺点：价格高昂，且需要定期更换。配戴方式和护理与软性隐形眼镜类似，也可能因消毒、

护理不当，而导致眼部感染性疾病的发生。

- 高度散光患者由于框架眼镜有存在畸变现象，普遍反映长时间配戴后出现头晕、眼疼、易疲劳、视物变形等症状。
- 隐形眼镜由于其放大率更接近于真实物体大小，且镜片跟随眼球转动，不存在镜片光学中心偏移，视野范围基本与裸眼相同，对于高度散光患者较框架眼镜具有优势。
- 使用隐形眼镜矫正高度散光，往往能够得到更好的矫正效果和视觉质量。

21. 解决不规则散光难题

在眼视光诊疗时，我们时常会遇到一些患者，散光比较"诡异"，测量过程中度数忽高、轴位不确定，检影时光带判断不明确，在排除眼部及眼底异常后，一般的光学方法很难矫正到视力正常，此时我们应该想到不规则散光。不规则散光可能由晶状体导致，但是最主要的还是角膜因素。

（1）不规则散光的原因及临床表现

临床上常见的不规则散光的原因按照角膜是否变薄可分为两类：当角膜厚度没有变化时，我们应考虑角膜水肿、白内障切口伤口、角膜穿通伤、角膜云翳、角膜外伤性疤痕等；当角膜厚度变薄时，我们应考虑圆锥角膜、边缘性角膜变性、激光术后角膜膨隆、真菌性角膜炎等。

尽管造成角膜不规则散光的原因有很多，但是在临床上患者会描述一些共通的视觉问题：视物模糊、眩光、有"鬼影"。临床医师一般可以通过眼科成像设备，如角膜地形图、眼全景成像仪来辅助诊断不规则角散光。

隐形眼镜是矫正不规则散光的"利器"，甚至成为某些不规则散光类型的临床首选，主要的功劳还是隐形眼镜和角膜之间的"泪液"，此时的"泪液"填补了角膜面上的"坑坑洼洼"（如角膜外伤后的角膜疤痕），将角膜面"修补"成一个相对的"光滑面"。

以圆锥角膜为例，阐述隐形眼镜是如何矫正不规则散光的。圆锥角膜是一种角膜局限性圆锥样突起，伴突起区角膜基质变薄的先天性发育异常，为常染色体显性或隐性遗传（图21-1）。尽管圆锥角膜病情发展缓慢，但在疾病晚期，圆锥角膜导致的不规则散光常会为患者带来严重的视觉质量问题。

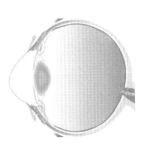

图21-1　圆锥角膜示意

在疾病早期，当圆锥角膜不规则散光不明显时，患者的低阶像差用框架眼镜或者一般软性隐形眼镜矫正可以达到较好的矫正视力；但随着病变的进展，当继续使用框架眼镜或软性隐形眼镜无法有效矫正高阶像差为主的不规则散光，患者无法获得满意的矫正视力时，可采用硬性隐形眼镜。硬性隐形眼镜由于其与角膜之间形成的泪液镜及镜片本身带来的较好的光学特性，可给予圆锥角膜比较好的视力矫正。

在圆锥角膜患者的早中晚期，角膜不规则散光的特征和严重程度不同，也会产生相应视觉障碍问题，具体表现见图 21 - 2。

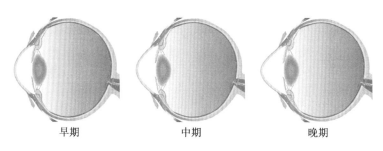

早期   中期   晚期

图 21 - 2 圆锥角膜早中晚期示意

早期：患者仅表现为近视度数不断加深，散光增加，无明显的其他自觉症状。

中期：角膜前突导致角膜不规则变形、进行性角膜变薄，此时会有一些临床体征，可以通过裂隙灯检查出来，如基质 Vogt 条纹和 Fleischer 铁质环，检影时发现病变区呈现不规则影动。因角膜不规则散光，患者可出现严重的视力下降。

晚期：角膜前弹力层破坏，导致浅层基质瘢痕形成，角膜极度不规则。患者出现明显的视力下降，框架眼镜矫正视力不理想，可能有单眼复视、畏光和眩光等不适症状。

水肿期或急性圆锥角膜：部分患者角膜后弹力层破裂可引起基质水肿，表现为突然的视力严重下降，视力通常很难改善。

（2）矫正圆锥角膜视觉的隐形眼镜类型

由于圆锥角膜病因不甚明了，各种治疗方法对圆锥角膜病情发展的控制效果也不明确，对圆锥角膜的治疗目前仍以提高矫正视力为主要目的。

1）软性隐形眼镜

角膜不规则散光不明显的早中期圆锥角膜可用一般软性隐形眼镜进行矫正；也有患者不能耐受 RGP 镜片，而选择软性隐形眼镜；或者在配戴软性隐形眼镜的基础上，再通过框架眼镜矫正散光。按常规方法和步骤验配软性隐形眼镜和进行规范的镜片护理即可。一般情况下，不能接受 RGP 镜片的患者，可应用软性隐形眼镜矫正圆锥角膜。

2）球面 RGP

球面 RGP 是圆锥角膜患者最常用的隐形眼镜种类，轻度和部分中度圆锥角膜患者常配用普通的球面 RGP。圆锥角膜的球面 RGP 的验配过程与一般 RGP 的验配过程相似。在配戴前应由眼视光专业人员对配戴者眼部做全面的检查，决定其是否适合配戴球面 RGP。圆锥角膜患者通常使用的球面 RGP 有三点接触式、顶点空隙式和顶点接触式（图 21 - 3）。

3）软—硬组合型隐形眼镜

软—硬组合型隐形眼镜（Piggy-back 镜片系统）是一种特殊的隐形眼镜，它是用软性隐形眼镜与角膜相接触作为基底，在此基础上再配戴 RGP（图 21 - 4）。使用软性隐形眼镜的目的是减轻

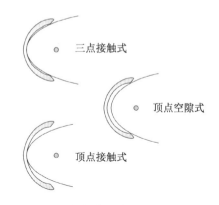

图 21 -3　圆锥角膜与球面 RGP 的相互关系

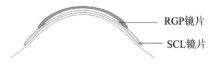

图 21 -4　Piggy-back 镜片

镜片对圆锥角膜锥顶的机械刺激，改善舒适度；同时也可增加 RGP 的稳定性，以达到更好的视力矫正效果。中晚期的圆锥角膜，如果单独使用 RGP 不能达到满意的效果，可以使用 Piggy-back 镜片系统。一般情况下，软性隐形眼镜和 RGP 均应采用高透氧性、厚度较薄的镜片，以保证角膜的正常氧供。应注意的是 Piggy-back 镜片系统的配适评估相对较困难，在护理时应考虑使用软性隐形眼镜和硬性隐形眼镜两套不同的护理用品。

4）软—硬结合镜片

中央为 RGP 镜片，软性隐形眼镜材质作为镜片裙边（图 21 -5）。其目的是提高患者的配戴舒适度和获得较好的视觉效果。但软硬镜结合部位透氧率会下降。软—硬结合镜能较好地矫正不规则散光，配戴也较为舒适，镜片中心不至于太厚而影响氧气通过。

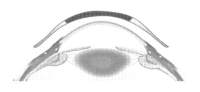

图 21 - 5　软—硬结合镜片的示意

5）巩膜镜

现代巩膜镜是采用高透氧性 RGP 材料制成的大直径镜片，镜片直径可达 16 mm，可提高镜片配适成功率。对于严重圆锥角膜患者、RGP 配戴不理想者，选择此种镜片可获得较好的配适效果和视觉效果。据研究统计，配戴巩膜镜并成功达到较好的矫正视力之后，可以延迟进行角膜移植手术，在欧美国家，巩膜镜已成为非手术治疗中晚期圆锥角膜的最佳方案。

（3）矫正不规则散光的隐形眼镜领域的研究进展

从现有临床资料分析，Piggy-back 镜片和高透氧性 RGP 镜片是目前研究的热点领域，这类镜片是随着近年来隐形眼镜材料的不断改进涌现出的超高透氧、高生物相容性、高稳定性、高舒适性、低沉淀性及抛弃式的新型隐形眼镜。相较于以往的 Piggy-back 镜片由普通的水凝胶软镜和 RGP 组成的双层镜片引发的低透氧性问题，高透氧性 RGP 结合硅水凝胶软镜材料在日戴型中可以使得角膜功能基本保持正常。国内有研究评价硅水凝胶软镜与高透氧透气性硬性隐形眼镜组合的透镜用于圆锥角膜矫正时有改善视力、眼表形态和提高舒适度的效果，从角膜的塑形效果及其安全性能来看，研究发现戴镜 6 个月以上，角膜地形图显示角膜形态向平坦化、球面化、规则化转变，因而某些中重度疑难病例均可利用高透氧性材料组合的 Piggy-back 镜片有效解决，既可不同程度提高矫正视力，又可提高舒适度和安全性，延长戴镜时间。另外，当给圆锥角膜患者配戴 Piggy-back 镜片后，评价不同的软性隐形眼镜屈光度对圆锥角膜患者的角膜前表面曲率及规则性的影响，发现负的软性隐形眼镜相对正的软性隐形眼镜可以给圆锥角膜患者提供一个相对更平坦的前表面，因而认为 Piggy-back 负的软性隐形眼镜可能更适合于圆锥角膜。

有研究认为，软—硬结合镜片中心硬镜部分获得较好的光学性能，周边软镜材质可以增加舒适度，可以用于不规则散光患者不能耐受或适应 RGP 时视力康复的一个很好的选择。另外，有研究将巩膜镜用于圆锥角膜、角膜移植术后高度散光眼及角膜瘢痕眼，发现应用巩膜镜后视力有显著的提高，因而对各种原因引起的角膜形态异常，用巩膜镜矫正不失为一种可行的办法，相关研究正在进行中。

观点核心

- 用隐形眼镜矫治临床上的难题，是隐形眼镜的重大贡献，包括严重的角膜问题，如圆锥角膜、不规则角膜和其他问题角膜。
- 这类隐形眼镜与普通的不同，需要特殊的光学设计和材料设定。
- 在材料方面需要兼顾高透氧性、高生物相容性、高稳定性、高舒适性、低沉淀性等。

22. 解决角膜外伤性小切口愈合问题

人体的皮肤受到擦伤或有小伤口，常会使用类似创可贴或纱布之类的绷带治疗，眼睛表面的创伤是否也可以采用类似的方法呢？答案是可以的，这个"绷带"就是隐形眼镜，此类隐形眼镜被称为"绷带镜"。

曾有一个患者主诉视物模糊伴眼痛难忍流泪不止，裂隙灯下观察看到角膜下方有一个 0.6 mm 长度的微小划痕，再询问患者病史讲述前一天晚上揉眼时不小心用指甲划到角膜。因为角膜外伤切口微小且无菌，则为患者选择了绷带镜治疗，在配戴之后患者马上感觉症状缓解，且一段时间复查时用裂隙灯检查角膜切口愈合良好，患者最佳矫正视力恢复如初（图 22 - 1）。

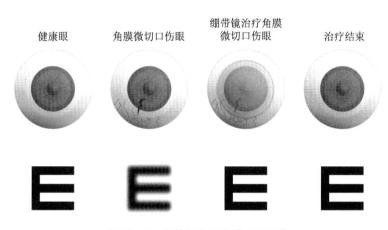

图 22 -1 绷带镜治疗角膜微切口伤

其实，软性隐形眼镜具有治疗作用在临床上应用已经有 40 余年的历史。随着高透氧性隐形眼镜材料的出现，隐形眼镜设计和生产工艺的进步，其作为一种"光学绷带"来治疗某些角膜病变。另外，软性隐形眼镜的亲水特性，将其作为药物的载体，可起药物缓释与增加局部药物浓度的作用，在某些眼部疾病中使用，可减少频繁滴眼的并发症，增加疗效。此类治疗性镜片，也称为绷带镜。

（1）绷带镜的临床使用情景

由于绷带镜使用的情况特殊，在临床上我们常因为以下原因为患者使用绷带镜：①减缓疼痛。往往适用于准分子激光角膜表面切削术、准分子激光上皮下角膜磨镶术、准分子激光治疗性角膜切削术等角膜屈光手术及角膜移植等手术后，也常用于角膜病变如大泡性角膜病变、角膜上皮缺损或糜烂、反复性角膜上皮剥脱症。②促进角膜愈合。多应用于各种角膜炎，如角膜溃疡、神经营养不良性角膜炎、神经麻痹性角膜炎、丝状角膜炎、角膜化学伤后的角膜损伤及眼表手术（如翼状胬肉等）手术后。③保护角膜。配戴绷带式角膜隐形眼镜后，可暂时防止或阻挡来自眼睑内翻倒睫的机械刺激，一般用于春季卡他性结膜炎的眼睑结膜粗大、乳头对角膜的摩擦，对角膜起到保护的作用。④保持湿润。一般用于干眼患者的泪膜不稳定且伴有眼表组织病变的情况。⑤药物载体。一般多用于慢性开角型青光眼、单疱病毒性角膜炎和眼部化学伤等。

（2）绷带镜的作用原理

绷带镜的作用原理是由它的特殊结构所形成的，主要分为以下 4 个部分。

1）隔离效果

角膜疾病如角膜上皮缺损、丝状角膜炎、大泡性角膜病变等都会引起疼痛症状。角膜隐形眼镜覆盖了由于角膜病变而致裸露的神经，同时阻隔了眼睑对角膜的摩擦和外界对角膜的刺激，不仅可减少疼痛，也可减少眼睑倒睫等对角膜的刺激，保护角膜。

2）绷带效果

角膜隐形眼镜附于角膜表面也起到了如同"绷带"一样的稳定、固定作用，可以有利于角膜上皮保持稳定，防止上皮层的脱离，促进上皮快速愈合。通过配戴隐形眼镜，可增加角膜上皮或屈光手术后角膜瓣的稳定性，防止移位。

3）湿润效果

配戴角膜隐形眼镜能减少角膜表面的泪液蒸发，保持角膜表面相对湿润环境。

4）吸载效果

利用软性隐形眼镜亲水性的特性，镜片吸收水分的同时也吸载了部分眼用药物，贮存了药物成分的镜片在戴镜后缓慢地释放出药物，使得药物能在眼表保持更长时间的有效浓度，可以减少药物滴眼的次数，促进眼表疾病的恢复。

（3）依据特性选择绷带镜

除了遵守一般角膜接触镜的配适规范之外，治疗性镜片的选择需要依据特性。

1）透氧性

绷带式角膜隐形眼镜作为一种治疗手段，通常需要连续过夜配戴 3～4 周，甚至 3 个月，所以对透氧性要求较高，很多情况下绷带镜应以透氧性能较高的抛弃型硅水凝胶镜片为主，其中过夜配戴的镜片材料的绷带镜氧传导性 Dk/t 值至少应达到 87×10^{-9}（cm·mLO^2）/（s·mL·mmHg），才能使过夜配戴时角膜水肿率不超过 4%。

2）含水量

不同情况下，绷带镜的含水量选择不同，较高含水量镜片适用于单纯角膜上皮糜烂患者，高含水量镜片提供的镜片配戴舒适度，可增加氧供；中等或低含水量镜片适用于有明显干眼症患者，也可用作药物吸载的镜片；较低含水量镜片可使用在比较规则的角膜上，值得注意的是，在不规则角膜上必须使用较厚、含水量较高的镜片。

3）镜片直径

为了配戴镜片的稳定性，达到良好的中心定位效果，宜选择偏大的镜片直径（如 14～14.5 mm）。

4）镜片的厚度

较薄的镜片，氧传导性较高，作为吸载药物的镜片，需要稍厚的镜片厚度，但薄的镜片配戴稳定性较好，其绷带效果比普通厚度的镜片要好些。

5）镜片的基弧（BC）

治疗应用的镜片配适应尽量达到中心定位好，松紧度适宜、镜片移动度约在 1 mm 作用。配戴较松情况下，可选择 BC 较小的镜片。

（4）绷带镜应用的研究进展

绷带镜的未来适用场景较现有的使用场景会拓宽，越来越多的疾病开始使用硅水凝胶镜片来结合其他眼药治疗一些眼表疾病。对于一些以自体血清滴眼液结合人工泪液和抗菌药物常规治疗无效的持续性角膜上皮缺损患者，改用亲水性绷带镜结合自体血清滴眼液治疗，绷带镜结合自体血清对难治性角膜上皮缺损患者能够达到更快的愈合时间，提示有治疗作用。也有研究指出，即使在常规药物治疗至少 6 周以上无效的复发性角膜上皮糜烂患者中，持续配戴绷带镜片 3 个月后，仍能有效促进角膜上皮的附着，且随访 1 年后 3/4 患者没有复发，证明绷带镜治疗复发性角膜上皮糜烂有效且复发率低。对严重的干燥综合征（Sjögren syndrome，SS）患者，治疗 6 个月后发现，绷带镜的矫正视力也优于自体血清，且治疗期间一直保持稳定，角膜上皮染色评分也较低，说明绷带镜对 SS 患者是一种有效的选择。同样，在翼状胬肉手术后患者使用硅水凝胶绷带镜，证实可以明显缩短术后角膜上皮的修复时间，并显著缓减术后疼痛，这说明绷带镜可以作为翼状胬肉术后的常规辅助治疗措施。另有报道指出，环孢霉素 A 在眼表的停留时间很短，导致生物利用率过低，而硅水凝胶镜片能作为其有效的药物载体，能够增加药物的表面停留时间，增加药物的有效利用率，从而实现可控的、长期的药物传递。

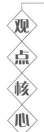

- 软性隐形眼镜可以作为一种"光学绷带"来治疗某些角膜病变。
- 软性隐形眼镜的亲水特性可以作为药物的载体，可起药物缓释与增加局部药物浓度的作用。
- 绷带镜由于其隔离、绷带、湿润、吸载效果，在临床上的应用场景将逐渐拓宽。

参考文献

1. BERGMANSON J P, WALKER M K, JOHNSON L A. Assessing Scleral Contact Lens Satisfaction in a Keratoconus Population. Optom Vis Sci, 2016, 938: 855 – 860.

2. KAMIYA K, SHIMIZU K, IGARASHI A, et al. Assessment of Anterior, Posterior, and Total Central Corneal Astigmatism in Eyes With Keratoconus. Am J Ophthalmol, 2015, 1605: 851 – 857. e851.

3. KOH S, INOUE R, MAEDA N, et al. Corneal tomographic changes during corneal rigid gas-permeable contact lens wear in keratoconic eyes. Br J Ophthalmol, 2020.

4. MURPHY D A, SAMPLES J S, ZEPEDA E M, et al. Progression From Soft Lens to Piggyback Soft-Scleral Contact Lens System to Facilitate Scleral Lens Use in a Pediatric Patient. Eye Contact Lens, 2021.

5. ORTIZ-TOQUERO S, RODRIGUEZ G, MARTIN R. Clinical guidelines for the management of keratoconus patients with gas permeable contact lenses based on expert consensus and available evidence. Curr Opin Ophthalmol, 2021, 32 (Suppl 2): S1 – S11.

6. SEKUNDO W, DICK H B, MEYER C H. Benefits and side effects of bandage soft contact lens application after LASIK: a prospective randomized study. Ophthalmology, 2005, 11212: 2180 – 2183.

7. SUZAKI A, MAEDA N, FUCHIHATA M, et al. Visual Performance and Optical Quality of Standardized Asymmetric Soft Contact Lenses in Patients With Keratoconus. Invest Ophthalmol Vis Sci, 2017, 587: 2899 – 2905.

8. WALLINE J J, WALKER M K, MUTTI D O, et al. Effect of High Add Power, Medium Add Power, or Single-Vision Contact Lenses on Myopia Progression in Children: The BLINK Randomized Clinical Trial. JAMA, 2020, 3246: 571 – 580.

9. FAN X, TORRES-LUNA C, AZADI M, et al. Evaluation of commercial soft contact lenses for ocular drug delivery: A review. Acta Biomater, 2020, 115: 60 – 74.

隐形眼镜与老视

23. 人未老，老视先到

老视，也就是人们常说的"老花眼"，它其实是随着年龄增长而出现的生理性调节减弱。我们正常人眼看远（6 m以外）时，物体正好会落在视网膜上清晰成像，此时眼睛处于放松状态；而当我们视近时，为了看清楚近距离目标则需要改变眼的屈光力，此时眼睛便处于调节状态。这个过程具体表现为（图23-1）：睫状肌放松，晶状体悬韧带拉紧，晶状体变平，前表面弯曲度减小，眼屈光力减小，故能看清远处目标；睫状肌收缩，晶状体悬韧带放松，晶状体变凸，前表面弯曲度增大，眼屈光力增强，故能看清近处目标。

通常来说，人类到了45岁左右，人眼调节力开始有所衰退，部分人便开始出现阅读或近距离工作困难等一系列老视的症状（表23-1）。随着年龄的进一步增大，人眼的调节能力也进一步减弱，动用到最大调节力所能看清的最远距离也逐渐变远，老视的症状便愈发严重。

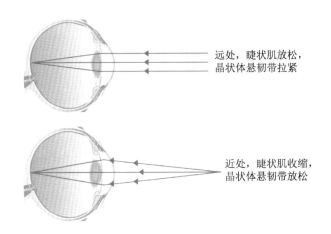

远处，睫状肌放松，
晶状体悬韧带拉紧

近处，睫状肌收缩，
晶状体悬韧带放松

图 23 – 1　正常人眼视远、视近的机制

表 23 – 1　Donder 人眼调节幅度表

年龄（岁）	近点（cm）	调节幅度（D）
10	7.00	14.00
20	10.00	10.00
30	14.00	7.00
40	22.00	4.50
50	40.00	2.50
60	100.00	1.00
70	400.00	0.25

　　所以，人人都会老视，老视是人一生中无法避免的。既然老视无法避免，而且会带来近距离视物困难、需要增加阅读光照强度、容易产生视疲劳等影响日常生活的一系列症状，所以对待老视就更不能掉以轻心、放任不管，必要时应予以矫正。老视的光学矫正主要是利用凸透镜，通过补偿晶状体自身调节力的不足予以实现。

　　单光镜片是最简单和普及的老视矫正镜，但它只适合近视，不适合远视；双光镜可提供近远视力，但如果存在远视欠矫或近视过矫，配镜后会产生中间视力模糊的问题，难以获得良好的视觉质量；渐进多焦点镜通过同一镜片的不同区域看清远、中、近不同距离的物体，它解决了中间视力模糊的问题，是矫正老视较理想的一种方法。目前，老视的矫正除了使用上述提到的单焦点框架眼镜、双焦点框架眼镜和渐进多焦点框架眼镜，也可以使用隐形眼镜。

老视隐形眼镜其实本质上和老视框架眼镜是一样的，它们都是利用凸透镜来补偿晶状体本身调节能力的不足，只不过老视隐形眼镜是将镜片放到了眼睛里面。这类老视隐形眼镜尤其对青年时候是正视眼者比较合适，因为这批人群老视年龄相对比较早，而且不习惯在人生的后期带上框架眼镜。

老视隐形眼镜的验配，也同样需要精准眼光和眼健康检测，其验配成功与否跟配戴者的选择有很重要的关系。

① 理解老视隐形眼镜的配适原理，并有迫切的需求。② 正在配戴或既往配戴过隐形眼镜、眼部健康状况良好、泪膜破裂时间大于 10 秒的老视人群采用隐形眼镜矫正老视成功的可能性最大。③ 低度屈光不正或正视眼、泪膜破裂时间在 6～9 秒、没有配戴过接触镜但很愿意尝试的老视人群采用隐形眼镜矫正老视成功的可能性比较大。④ 泪膜破裂时间小于 5 秒、希望远近视力均很好、卫生状况不佳、依从性不好、角膜不规则的老视人群采用隐形眼镜矫正老视成功的可能性则比较小。

　　矫正老视的隐形眼镜有多种设计和临床配戴方式，后续的观点将详细阐述。

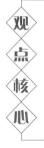

- 老视不可避免，人人都会发生，具体发生时间和程度因人而异。
- 老视会带来视近困难、视疲劳等影响日常生活的症状，故不能掉以轻心、放任不管，必要时应予以矫正。
- 目前，老视的矫正可以用单光镜、双光架镜和渐进多焦点镜，也可以用隐形眼镜。

24. 老视隐形眼镜的多种类型

　　老视隐形眼镜的多种设计，也为临床医师及患者在需要验配时起到了一定的指引作用。

（1）单眼视隐形眼镜

　　单眼视隐形眼镜矫正老视是指一眼用隐形眼镜矫正作为视远，另一眼用隐形眼镜矫正作为视近。由于大脑选择性抑制模糊物像而接受另一眼的清晰物像，因此配戴者无须再配戴框架眼镜，而在视远或视近时均可获得比较清晰的物像。采用单眼视隐形眼镜矫正老视，可以保持患者在使用一眼时拥有最好的视力；验配简单，配戴者易于接受；方便、美观、经济；验配成功率较高，可达到60%～80%。但采用此方法矫正老视可能降低部分立体视；在老视近附加度数增加时中间距离视力可能下降；此方法不适于弱视眼；另外，此方法需要一定的适应时间。影响单眼视隐形眼镜验配成功的具体因素如下。

1）年龄

临床研究资料表明，年龄在 40 ~ 49 岁，配戴单眼视隐形眼镜的成功率较高，应尽可能在老视发生早期使用单眼视隐形眼镜的矫正，以提高成功的机会。

2）近附加度数

近附加度数在 +1.00 ~ +1.75 D 时，采用单眼视隐形眼镜的矫正方法对立体视的影响较小，验配成功率较高。

3）原有屈光不正的矫正方法

原有屈光不正如果用隐形眼镜矫正患者，则采用单眼视隐形眼镜矫正老视的验配成功率较高。

4）职业和视觉习惯

近距离工作为主的人群验配单眼视隐形眼镜的成功率较高；习惯远距视力者或立体视要求较高的职业，则验配单眼视隐形眼镜的成功率较低。

（2）双焦点和多焦点隐形眼镜

同一镜片上具有视远区和视近区的隐形眼镜，称为双焦点隐形眼镜；而同一镜片上具有视远区、中间距区和视近区的隐形眼镜，则称为多焦点隐形眼镜。双焦点和多焦点隐形眼镜的验配较复杂，验配成功率仅 30% ~ 60%，且费用较高，但配戴者可保持双眼立体视。

双焦点和多焦点隐形眼镜根据材料的不同，可分为软性隐形眼镜和硬性隐形眼镜；根据设计原理的不同，可分为同时视和交替视的双焦点和多焦点隐形眼镜；根据设计形式的不同，双焦点隐形眼镜分为区域型、同心圆型和衍射型，而多焦点隐形眼镜分为非球面、同心圆型和衍射型。

1）同时视双焦点和多焦点隐形眼镜

近距物体和远距物体能通过接触镜同时在视网膜上成像，配戴者的视觉系统将感知其中更清晰的物像，被称为同时视双焦点或多焦点隐形眼镜。配戴同时视双焦点和多焦点隐形眼镜向任何方位注视时均可看清目标是其最大的优点。但是，瞳孔大小对视觉效果的影响比较大，因此不同光照情况下其视觉效果可能不同。

目前，常用的同时视双焦点和多焦点隐形眼镜包括同心圆双焦点隐形眼镜、非球面多焦点隐形眼镜和衍射隐形眼镜等多种镜片设计。

同心圆双焦点隐形眼镜：在镜片光学区中央 2 ~ 2.5 mm 区域设计为远焦区或近焦区，而在其周围则相应设计为近焦区或远焦区（图 24 - 1），观察外界物体时，根据调整瞳孔区远焦区和近焦区的比例而发挥其视远和视近的功能。

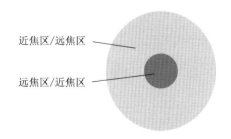

近焦区/远焦区

远焦区/近焦区

图 24 - 1　同心圆双焦点隐形眼镜设计

非球面多焦点隐形眼镜：在镜片前表面或后表面设计为双曲线二次几何曲面，通常镜片中心为远焦区，由中心至周边近附加度数逐渐增加。一般来讲，镜片弧面的偏心率（E值）越大，近附加度数越高（图24-2）。

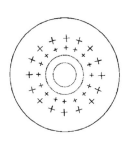

图24-2 非球面多焦点隐形眼镜设计

衍射式隐形眼镜：在镜片光学区中央4.5~5.0 mm区域设计为由一系列同心不同屈光度光栅形成的衍射盘，可根据需要制成双焦点或多焦点。观察远距物体时，光波除通过远焦环聚焦成像外，其子波还通过互相干涉、传播形成衍射，填补远焦环之间的间隙，使配戴者能观察完整的远距物体（图24-3）。

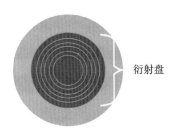

衍射盘

图24-3 衍射式隐形眼镜设计

2）交替视双焦点和多焦点隐形眼镜

镜片设计为2个或2个以上不同屈光度的区域，通过眼球的注视方向与镜片相对位置的改变而达到清晰观察远距离、中间距离和近距离物体的目的，被称为交替视双焦点和多焦点隐形眼镜。交替视双焦点和多焦点隐形眼镜的光学效果好，是所有多焦点隐形眼镜中光学效果较好的镜片设计，远距离和近距离视物均较同时视双焦点和多焦点隐形眼镜清晰，但其验配要求更高。

目前常用的交替视隐形眼镜包括区域双焦点或多焦点隐形眼镜和非典型双焦点隐形眼镜。区域双焦点或多焦点隐形眼镜：镜片的光学区分为远焦区、近焦区和（或）中间距区域（图 24 – 4）。利用眼睑的作用和眼球的运动及镜片的特殊设计，使硬性隐形眼镜保持在原位，配戴者通过眼球转动在镜片不同的区域清晰观察不同距离的外界物像。

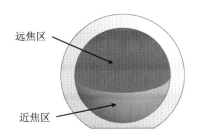

远焦区

近焦区

图 24 – 4　区域双焦点硬性隐形眼镜设计

（3）改良单眼视隐形眼镜

单眼视隐形眼镜矫正老视具有验配简单、经济、验配成功率高的优点，但降低了部分立体视，中间距离视力可能下降。而双焦点或多焦点隐形眼镜验配较复杂；改良单眼视隐形眼镜矫正是介入两者之间的方法，具体方法是：老视者一眼采用单眼视隐形眼镜矫正近距视力或远距视力，而另一眼采用双焦点或多焦点隐

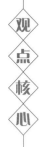

形眼镜以加强其远距视力或近距视力。改良单眼视隐形眼镜可改善远距离、中间距离和近距离视力，验配单眼视、双焦点或多焦点隐形眼镜失败者可试用改良单眼视隐形眼镜。

观点核心

- 目前，老视隐形眼镜主要包括单眼视、双焦点或多焦点及改良单眼视等方式。
- 单眼视隐形眼镜矫正老视验配简单，成功率较高，但可能降低部分立体视。
- 双焦点或多焦点隐形眼镜的验配较复杂，但配戴者可保持双眼立体视。验配单眼视、双焦点或多焦点隐形眼镜失败者可试用改良单眼视隐形眼镜。

参考文献

1. WOLFFSOHN J S, DAVIES L N. Presbyopia：effectiveness of correction strategies. Prog Retin Eye Res, 2019, 68：124 – 143.

2. CHARMAN W N. Developments in the correction of presbyopia I：spectacle and contact lenses. Ophthalmic Physiol Opt, 2014, 34(1)：8 – 29.

3. REMÓN L, PÉREZ-MERINO P, MACEDO-DE-ARAÚJO R J, et al. Bifocal and multifocal contact lenses for presbyopia and myopia control. J Ophthalmol, 2020, 2020：8067657.

4. RAMPAT R, GATINEL D. Multifocal and extended depth-of-focus intraocular lenses in 2020. Ophthalmology, 2021, 128(11)：e164 – e185.

5. KOLLBAUM P S, BRADLEY A. Correction of presbyopia：old problems with old (and new) solutions. Clin Exp Optom, 2020, 103(1)：21 – 30.

6. EFRON N, MORGAN P B. Rethinking contact lens aftercare. Clin Exp Optom, 2017, 100(5)：411 – 431.

7. 中国医师协会眼科医师分会屈光手术学组. 中国伴年龄相关性调节不足屈光不正患者激光角膜屈光手术专家共识(2021 年). 中华眼科杂志, 2021, 57(9)：651 – 657.

隐形眼镜与安全第一

25. 隐形眼镜的安全隐患

隐形眼镜在很多人眼中似乎是"不安全"的代名词，在临床上，我们经常会看到有父母带着需要视力矫正的孩子来确定隐形眼镜是否安全。

为什么人们对隐形眼镜的担忧相对比较多，究竟隐形眼镜存在哪些安全隐患呢？

（1）隐形眼镜的一般性安全问题及其判断

首先来了解隐形眼镜与人眼的关系。普通框架眼镜是放置在眼前一定距离，而隐形眼镜直接配戴在眼表面。隐形眼镜通常分为软性隐形眼镜和硬性隐形眼镜，普通软性隐形眼镜直径约为14 mm，超过正常人眼的角膜大小。配戴时，镜片完全覆盖角膜，延出角巩膜至角膜旁球结膜，镜片和角膜之间填充着薄层泪液，上下方镜片被睑结膜部分覆盖，无论是睁眼还是闭眼状态，上下睑结膜与镜片之间都会有接触和摩擦（图 25 - 1）。闭眼时镜片整个表面与睑结膜接触，之间也有少量泪液填充。当眨眼时，镜片会随眼睑产生 1 ~ 2 mm 的上下活动，睑结膜也会不断与镜片前表面产生摩擦。

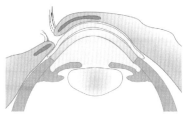

图 25 - 1 软性隐形眼镜配戴示意

普通硬性隐形眼镜的直径一般在 9 ~ 10 mm，小于正常人眼的角膜直径，因此与眼表组织的接触面积比软性隐形眼镜少得多，其后表面覆盖大部分角膜，镜片和角膜之间有薄层泪液（图 25 - 2）。同软性隐形眼镜相比，在睁眼状态下镜片不会接触睑结膜或只有少许接触，只有在眨眼时，上睑结膜会与镜片有短时接触。

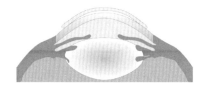

图 25 - 2 硬性隐形眼镜配戴示意

隐形眼镜覆盖在眼表，把眼表的泪液层一分为二，破坏了原有的生理状态。相对而言，软性隐形眼镜对角膜生理的影响更大。软性隐形眼镜覆盖全角膜，材料含水量高，镜片顺应性好，镜下泪液交换并不充分，影响代谢产物的排除，长期配戴可能会引起眼部干涩不适。镜片上下部分是在上下睑结膜和球结膜之间，隐形眼镜和睑结膜之间就存在持续的滑动和摩擦，会刺激结膜的增生反应。假如镜片上还有蛋白、脂质沉淀之类的物质，会加重对睑结膜的刺激，长期戴镜可能会引起结膜充血、巨乳头性结膜炎等。由于软性隐形眼镜覆盖全角膜，阻隔了角膜上皮与空气的接触，如果隐形眼镜材料透氧性不够高或过夜配戴，会影响角膜的氧供，长期缺氧则会导致角膜缘新生血管、角膜内皮细胞多形性增加、内皮细胞数量减少等变化。角膜隐形眼镜引起的常见并发症类型见图 25 - 3。

硬性隐形眼镜由于直径小，没有覆盖整个角膜，镜下泪液交换充分，镜片与睑结膜接触面积少，很少引起睑结膜的反应，其材料相对不容易附着沉淀物且高透氧性，进一步提高了其配戴的安全性。在规范验配和护理的情况下，日戴硬性隐形眼镜的安全性还是很高的。但硬性隐形眼镜材质硬，戴镜异物感强，舒适度远不及软性隐形眼镜，因此不如软性隐形眼镜普及。

除普通硬性隐形眼镜外，还有 2 种特殊设计的硬性隐形眼镜，日戴巩膜镜和夜戴角膜塑形镜。

巩膜镜的镜片不与角膜接触，覆盖在结膜面上（图 25 - 4），镜片贴附于结膜上，没有活动度，所以舒适度较好。验配关键是要选择合适的矢高和着陆角，矢高太低，镜片和角膜缘之间的间隙不够，可能会接触到角膜；着陆角太大，会造成局部结膜缺血、血管压迹（图 25 - 5）。

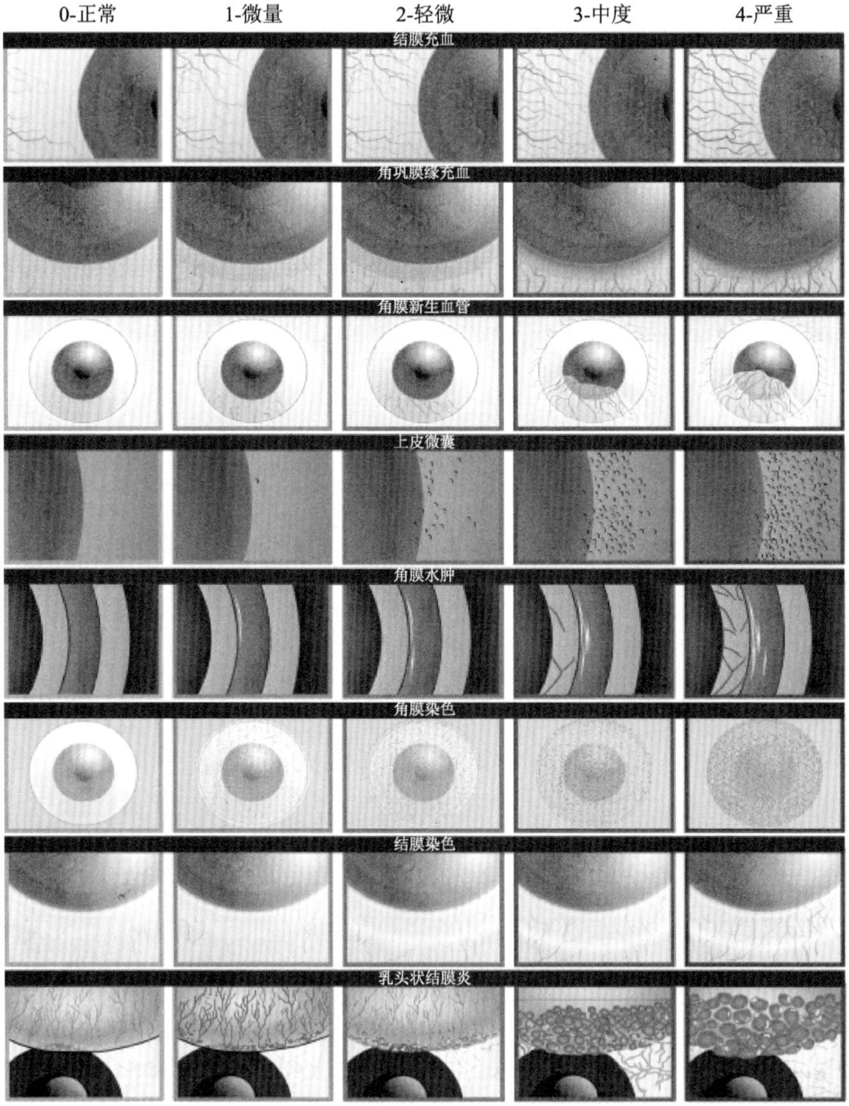

图 25-3　角膜隐形眼镜常见并发症示意

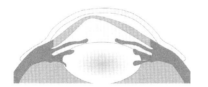

图 25 - 4 巩膜镜配戴示意

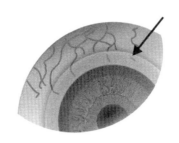

图 25 - 5 巩膜镜配戴引起的血管压迹"变白"（箭头）

角膜塑形镜由于具有控制近视进展的作用，在临床上的应用日益普遍，由于其主体配戴人群是儿童，除了与眼表组织接触，镜片对角膜实现"压平"的重塑作用外，同时又是夜戴模式，因此安全隐患监控意识一直不能松懈。

（2）角膜塑形镜的特定安全隐患

角膜塑形镜是"倒几何"设计的隐形眼镜（图 25 - 6），根据镜片设计不同可分为基弧、反转弧、定位弧和周边弧 4 个区或基弧区、反转弧区和着陆区 3 个区。其中，基弧与中央角膜接触，在理想配适状态下，基弧与中央角膜之间会有 10 μm 左右的薄层泪液，但在镜片矢高过低（配适偏平）的情况下，基弧区会完全与中央角膜贴附，压迫中央角膜，容易造成角膜中央上皮点染。反转弧区是容纳中央往周边移行的角膜上皮和泪液的区域，虽然不直接接触角膜，却是形成角膜塑形效果的关键区。定位弧和着陆区是与周边角膜接触的区域，主要影响镜片在角膜上的中心定位。如果镜片配适弧偏松或着陆角偏小，这个弧区与周边角膜不是平行关系，镜片活动度过大，会容易偏位。如果镜片配适偏紧，该弧区与角膜紧密接触，镜片移动度过小或缺乏活动度，也容易引起镜片黏附，导致上皮损伤。因此，角膜塑形镜的验配中，镜片矢高是否匹配角膜的矢高尤为重要。

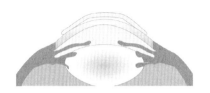

图 25 –6   角膜塑形镜配戴示意

（3）夜间配戴模式的影响

睡眠本身会对角膜生理产生一定影响，睡眠时由于眼睑闭合，氧供较睁眼时明显减少。夜间戴镜时，镜片压迫角膜中央区。泪液分泌减少，也没有瞬目，只有眼球的微动，缺乏泪液交换，代谢产物无法通过泪液排出，泪液酸化，这些都会导致角膜抵抗力下降。此时如果存在镜片配适不佳，经过一夜的连续戴镜后，便可能会造成角膜上皮损伤。例如，镜片配适偏紧，可能会导致镜片活动度过小，黏附于角膜，造成角膜压痕和点染（图 25 – 7）。当镜片与角膜之间有异物存留时，会比日戴隐形眼镜造成更严重的角膜损伤，由于安全条例的健全和临床专业团队的不断成熟，特别严重的并发症已经很少，但安全永远是第一位的。

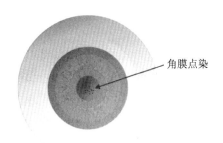

角膜点染

图 25 -7　角膜点染示意

综上所述，隐形眼镜的安全隐患来源于镜片"接触"特征及其接触人眼组织的配戴方式，也正是隐形眼镜"隐形"的优势。因此，科学研究和临床实践就是在这两个相对"矛盾"中找到和谐，确保临床验配的安全。

- 不规范的验配及配戴角膜塑形镜会引起一系列角膜塑形镜并发症，因此安全意识要永远放在第一位。
- 角膜塑形镜由于其特殊的镜片结构，镜片的矢高是否匹配角膜的矢高需要重点考虑。
- 隐形眼镜的镜片"接触"特征及其接触人眼组织的配戴方式是"优势"，也是其安全隐患的"劣势"，规范验配及高依从性是关键。

26. 提升配戴隐形眼镜的安全系数

隐形眼镜有其无法替代的优势，在视力和视觉功能提升方面，能解决诸多普通框架眼镜不能解决的临床问题；与此同时，隐形眼镜作为一种与人体神经分布密度极高的组织——眼角膜直接接触的产品，又存在诸多安全隐患，根据安全性风险评估，隐形眼镜被纳入第三类医疗器械，也从另一方面反映了配戴隐形眼镜的确存在一定的安全隐患。

在临床应用方面，如何科学应用隐形眼镜来解决患者视觉需求，同时保障戴镜的安全性，不仅是验配者的工作重心，也是隐形眼镜配戴者所关注的重要内容。为此，双方都需要注意哪些事项呢？

（1）专业人员的素养

从事角膜塑形镜验配工作的专业人员必须要有一定的资质，具备眼视光基本知识和技能，要系统掌握眼表的解剖和生理特点，要掌握镜片的材料和设计特点，更要掌握隐形眼镜与眼表的角膜、结膜和泪膜等组织的相互作用及其相关病理问题和处理等，因此需要经过系统的专业学习和临床实践积累。

目前从事该项工作的专业人员主要由两部分构成：①医学背景的临床医师，以眼视光医学专业人才培养为例，需要经过至少5年本科的医学及眼视光专业课程学习和3年住院医师规范化培训，具备执业医师资格，并专业从事角膜塑形镜验配和眼科临床诊治工作。②医学技术（眼视光）专业背景的技术人员，经过本科或大专的理学类或技术类专业系统性学习，接受临床实践训练，具备眼屈光检查、视觉功能检测及隐形眼镜验配的能力。

对于硬性透气性隐形眼镜和特殊类型的隐形眼镜，如角膜塑形镜和巩膜镜等的验配，国家相关部门对验配人员的资质有更高要求，要求有更多的专业实践和经验积累，包括疑难验光，特殊设计的角膜塑形镜验配规范，针对不规则眼表形态的配适调整等。例如，一些三甲眼科专科医院的眼视光诊疗中心，对角膜塑形镜的验配资质设置准入门槛，年轻医师需要在高年资医师的指导下验配 50 副角膜塑形镜后才能取得独立验配权限，以保证验配者在实践过程中得到正确指导、积累足够的经验，从而保障医疗安全。

（2）专业化验配规范和流程

2019 年，国家卫生健康委在《儿童青少年近视防控适宜技术指南》中指出，配戴角膜塑形镜是"科学诊疗与矫治"的具体措施之一。自此，角膜塑形镜作为近视防控手段之一受到官方认可，而建立科学规范的验配流程则是必须遵循的原则。2012 年，中华医学会眼科学分会眼视光学组提出的《硬性透气性接触镜临床验配专家共识》为从业人员提供了可参考的 RGP 的规范验配流程；2016 年，国际角膜塑形学会亚洲分会提出了《中国角膜塑形用硬性透气接触镜验配管理专家共识》，对角膜塑形镜的验配管理提供了科学的指导意见；2021 年，《中华眼视光学与视觉科学杂志》发布了《角膜塑形镜验配流程专家共识》，为进一步规范角膜塑形镜的临床验配提供了依据；2022 年，《中国眼镜科技杂志》发布了《角膜塑形镜验配流程专家共识（解读）》，在前面的基础上对 2021 版共识内容的增补进行了可比较分析与联合解读，以促进角膜塑形镜验配的规范化。

（3）配戴者的自我修养

无论验配者提供了多么理想的镜片，隐形眼镜配戴者在安全方面仍不能大意。隐形眼镜配戴者需要了解哪些知识呢？

1）科学认识隐形眼镜的局限性和优势

举个简单的例子，超高度近视患者中有不少人配戴隐形眼镜，绝大多数会选择配戴舒适度比较好的软性隐形眼镜，而验配者则会更建议戴高透氧性的 RGP，这时戴镜者就需要充分了解 RGP 和软性隐形眼镜的种类及优缺点，在专业人员的指导下，结合自己的需求和实际感受来选择配戴哪一种。

2）通过专业检测确定眼睛情况

在戴镜前通过专业检查评估眼睛的状况是否适合戴隐形眼镜，适合戴哪一种隐形眼镜很重要。例如，我们经常会碰到一些患者，实际配戴的隐形眼镜度数高于其验光度数，其实是因为存在明显的角膜散光，就把散光度数加到近视度数中去，导致产生视疲劳及近视度数持续增长等情况。实际上隐形眼镜中也有一些类型，如环曲面软性隐形眼镜、球性和环曲面 RGP 都是可以矫正散光的，不需要通过增加近视度数来实现清晰视力。经过专业检测再验配隐形眼镜可以少走很多弯路，也是对自己的眼睛负责任的选择。

3）遵循随访计划

隐形眼镜戴镜者如果能够遵医嘱定期随访，便能把 95% 的隐形眼镜相关问题扼杀在摇篮里。当眼睛因为配戴隐形眼镜出现一些早期变化时，戴镜者自己未必有不适症状，但医师检查的时候可能会发现一些不良迹象。例如，镜片沉淀物、结膜充血、角膜上皮点状缺损等，医师通过常规的问诊也能发现隐形眼镜配戴过程中的一些小问题。一般建议普通的软性隐形眼镜和 RGP 配戴者常规半年随访即可，特殊的接触镜则需要根据医师的建议做更密切的随访。

4）对可能出现的异常情况了解如何处理

戴镜者还需要了解一些异常情况的处理方法。例如，镜片移位了怎么办？镜片掉到地上拿不起来怎么办？镜片取不下来怎么办？眼睛突然红了怎么办？这些问题在正规的隐形眼镜护理宣教中都会涉及，戴镜者需要事先了解，这也从另一方面说明了规范验配的重要性。

5）避免伪科学

现在网络信息发达，在纷繁复杂的诸多信息中去伪存真是一件困难的事，尤其是涉及专业知识。要避免一些错误信息的干扰，戴镜者可以通过一些专业的公众号或专业平台来获取相关信息。找专业机构，与专业人员沟通交流。

在现有的隐形眼镜类型中，镜片使用安全问题受关注度最高的是角膜塑形镜。首先，角膜塑形镜的功效来自于角膜与镜片的相互作用，安全隐患总是存在；其次，其配戴的主体人群是儿童，儿童的自理能力相对较弱，对镜片风险的理解也不够深刻，在镜片的护理和安全戴镜方面依从性相对较差；最后，角膜塑形镜改变角膜形态的作用必须通过理想的配适来实现，验配精度要求更高，技术相对复杂，当配适不够理想时会增加相关并发症发生的概率。

因此，以角膜塑形镜为例，再强调一下如何保障患者的戴镜安全。在给患者验配隐形眼镜前评估其眼健康状况和戴镜需求，合理掌握适应证，排除禁忌证是保证戴镜安全的前提。在排除全身系统性疾病、眼部活动性炎症等非隐形眼镜适应证后，再进入规范的验配流程：行配戴前检查，与患者进行充分沟通和交流，选择合适的试戴片和配适评估，最后确定处方，告知随访计划（图 26-1）。为掌握规范验配流程，验配者需要事先接受有针对性的培训，目前国内较规范的角膜塑形镜验配培训有 IAOA 和 BCLA 两个系统，培训后都需通过考核，保障角膜塑形镜验配的专业性和规范性。

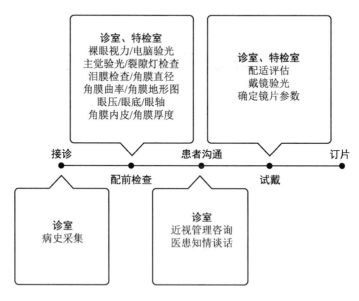

图 26-1　角膜塑形镜验配前检查流程

　　我们在临床工作中发现，通过规范的验配和密切随访，单纯由于镜片配适不佳引起的问题并不多见。绝大部分角膜塑形镜配戴过程中出现并发症的主要原因还是患者的依从性问题。其突出表现往往是患者出现戴镜不适后未及时停戴，直到出现明显眼痛、畏光、流泪等症状才来就诊，这时角膜受损程度通常就比较明显，需要更长时间恢复，少数甚至会留下无法完全消退的角膜云翳。因此，在宣教和沟通时做以下几点说明很有必要。

　　戴镜儿童必须有一副备用框架眼镜：因为角膜塑形镜停戴后会有部分近视屈光度反弹，裸眼视力明显下降，部分孩子甚至家长担心停戴塑形镜后上课看不清楚，因此即使已经出现眼部不适了，还是不愿意停戴，直到出现无法忍受的眼痛和流泪才来就诊。因此，必须有一副框架眼镜以备不时之需。

　　需要告知家长和戴镜者出现何种情况需要如何处理：例如，告诉孩子戴镜后出现某一眼明显的异物感或不适，眨眼或闭眼后无法缓解，应该立刻取下镜片、清洁后重新配戴；假如戴上后仍然存在不适症状则立即取出，当天需要停戴；此外，出现任何眼红、痛、畏光流泪、分泌物明显增多等情况均需停戴镜片，如果停戴后症状无缓解则需及时就诊。务必告知戴镜者如果不及时停戴可能会导致的严重后果。

　　强调护理卫生和定期复查的重要性：告知家长和孩子规范护理的流程及不可超时戴镜，并说明由于长期戴镜后角膜的敏感性会下降，有些问题戴镜儿童不一定会感受到或及时反馈，所以即便戴镜后视力很好，也没有任何眼部不适，也应定期复诊，一般建议戴镜后 1 天、1 周、1 个月，之后每 3 个月复诊。只有通过定期检查确认镜片和护理均没有问题，我们才能放心孩子继续戴镜。

关注镜片护理问题：对于戴镜数年的老患者，尤其需要在复查时再次提醒其镜片护理问题。例如，严禁用自来水冲洗镜片，定期更换护理液和镜盒，尽量用手而非吸棒取戴镜片等。临床上出现问题的往往都是戴镜数年的老患者而不是新手。

无论哪种类型的隐形眼镜，要提升戴镜的安全系数都必须依靠医患双方的共同努力。医方提供规范的验配和诊疗服务，患方遵循医嘱，科学护理镜片和定期复查，这样才能够最大限度地保证戴镜的安全性，也才能实现戴镜的长期有效性。

- 隐形眼镜直接与角膜接触，属于第三类医疗器械，需要规范验配及合理使用。
- 提升隐形眼镜的安全系数需要专业验配人员、规范化验配、配戴者正确认知的多方配合。

27. 护理及其护理液的安全

角膜塑形镜的护理卫生可以说是老生常谈的内容，但再怎么强调都不为过。镜片污染通常来自环境、眼睛自身、手和镜盒，因此无论是戴镜还是摘镜前都需要对镜片进行护理，护理镜片一是耗时，二是对戴镜者的依从性有一定的要求。

（1）抛弃型隐形眼镜是一种彻底的"护理"

是否有什么更好的办法，彻底解决护理的繁琐呢？抛弃型镜片能完美地解决这些问题。日抛型隐形眼镜是指镜片打开后只使用1次，用后即丢弃，就像现在的一次性洗脸巾一样，既安全又方便。当然由于成本的问题，目前日抛型镜片仅限于软性隐形眼镜。由于无须使用护理产品，出差时不需要随身携带护理液，又避免了护理产品可能导致的过敏等不良反应。镜片可以更轻薄，没有沉淀物和老化的问题，有效减少了对眼表的刺激，降低了并发症发生的概率。

正因为日抛型软性隐形眼镜的安全性很高，随着社会经济水平的提高，在隐形眼镜市场所占份额也逐渐增加。在欧洲、日本及中国台湾地区等国家或地区，日抛型软性隐形眼镜已占到隐形眼镜市场的40%以上。2008年日抛型软性隐形眼镜的市场份额还不到10%，近年来呈逐年上升趋势，2016年日抛型软性隐形眼镜占全球软性隐形眼镜市场的比例已达到38%。2022年全球隐形眼镜处方中的39%是日抛型软性隐形眼镜。我国的日抛型软性隐形眼镜占比也已达到这一数值。尤其是在青少年近视防控领域中，日抛型隐形眼镜占有优势地位。对于护理能力差的儿童来说，日抛型镜片会大大降低家长对于隐形眼镜安全性的顾虑，因此目前市场上主流的近视控制用多焦点软镜大多为日抛型软性隐形眼镜。

此外，现代工艺的发展也加速了抛弃型隐形眼镜产品的普及。隐形眼镜生产的三大工艺——车削成形、离心成形和模压工艺中，后两者比较适合做短周期镜片。随着现代精密数控技术的发展优化，模压镜片成为目前软性隐形眼镜最主要的生产方式，占据了80%以上的市场份额。这种工艺制作精密，生产效率高，产能大。加工出来的镜片柔软、可塑性好、舒适度佳，为抛弃型镜片的市场拓宽提供了质量的保障。

（2）护理中的必须程序

当然我们还有许多频繁更换型软性隐形眼镜和硬性隐形眼镜都是需要使用一段时间并做定期镜片护理的。无论是软性隐形眼镜还是硬性隐形眼镜，镜片护理都包括戴镜和摘镜这两部分。如图27-1所示，镜片取出—冲洗—识别镜片正反和完整度（戴镜护理）；镜片取出—清洗—储存（摘镜护理）。

戴镜前先用肥皂或洗手液洗干净双手，取出镜片后进行适当揉搓、冲洗后仔细观察镜片是否完整（这也是有经验的戴镜者容易忽略的一点），再采用正确方法戴上眼镜。

（3）规范护理及护理系统

目前部分软性隐形眼镜和所有的硬性隐形眼镜，都需要一段时间的使用，并遵循规范的护理程序。

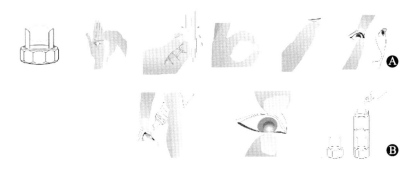

A. 戴镜护理；B. 摘镜护理。

图 27 -1　镜片护理的流程

取出隐形眼镜后，要及时滴上护理液在手心进行揉搓后冲洗，把在镜片上还未吸附牢固的一些沉淀和附着物尽可能清洁干净，所用吸棒和镜盒也需每日清洗后消毒，定期更换（检查镜盒和吸棒是否干净也是鉴别戴镜者护理卫生的一个好方法）。针对镜盒的消毒，研究显示加热干燥处理或者使用护理液浸泡加热处理镜盒可显著提高对实验菌株生物膜菌的杀灭作用，有效清除镜盒中的细菌或真菌。

隐形眼镜的护理产品主要分为多功能护理液和双氧水护理液。

1）多功能护理液

多功能护理液顾名思义就是功能齐全，包括清洁、杀菌、消毒、保湿、浸泡、除蛋白等，由生理盐水、防腐剂、消毒剂等多种成分组成。硬性隐形眼镜和软性隐形眼镜的多功能护理液虽然功能近似，但针对的镜片材料不同，具有一定的成分差异，不能混用。一般的多功能护理液适合绝大多数隐形眼镜配戴者，成分相对温和不刺激，可直接接触人眼，用护理液浸泡并冲洗镜片后可以直接配戴，具有刺激成分不能直接入眼的护理液会在包装醒目位置标明。但也有极少数患者对多功能护理液中的某种成分比较敏感，会有不适主诉或不喜欢护理液浸泡后比较润滑的手感，此时可以采用一次性包装生理盐水冲洗镜片后配戴或者选用双氧水护理系统。辅助镜片清洁的还有去蛋白护理系统，去蛋白护理系统通常配合多功能护理系统使用。每周使用 1 次即可，用于去除镜片上残留的蛋白分泌物，兼有消毒杀菌作用。

2）双氧水护理液

双氧水是强效的杀菌消毒护理系统，适用于软性隐形眼镜、硬性隐形眼镜。其核心成分是 3% 的过氧化氢，分解生成的氧原子能破坏细菌的蛋白质，起到杀菌作用，分解过程中产生的大量气泡也能起到一定的"揉搓"效果，清除一些镜片表面沉淀。双氧水能有效杀灭细菌、病毒、真菌和棘阿米巴，经过充分中和后的溶液不含防腐剂等其他成分，更适合一些过敏体质患者。近年来，越来越多的儿童青少年选择配戴角膜塑形镜，而他们当中有不少的过敏性结膜炎患者会选择双氧水护理系统，因此双氧水护理液在硬性隐形眼镜中的应用比例呈上升趋势。但双氧水护理液作为一个经典的护理产品之所以不如多功能护理液那么普及，是因为其存在 2 个明显的缺点。①需要较长时间的中和程序，必须等完全中和后才能将隐形眼镜取出进行配戴，不太适合短时间需要护理的患者；②如果在未中和情况下护理液误入人眼，会造成角膜上皮损伤，产生严重的眼部刺激症状。所以，双氧水护理液更适合相对年龄大一些，自理能力强的戴镜者。

临床上隐形眼镜配戴者常会咨询的问题，例如镜片超期配戴到底会不会有问题？我们常会这样举例，食品超过保质期后还能再吃吗？其实吃了也不一定会拉肚子，但通常我们会选择不吃。镜片也是类似，最好还是根据专业的建议和厂家的指导意见定期更换。又如软硬镜护理液能否混用？这个问题类似于问瓷砖清洁剂和果蔬清洁剂能否混用，答案往往也是否定的。硬镜护理液里所含的消毒剂浓度更高，如果用于软性隐形眼镜，由于含水，所吸附的消毒剂成分相对会更多。每种护理液在研发的时候针对镜片的材料特性会做有针对性的测试，其临床试验的有效性和安全性也是针对相应的隐形眼镜产品，针对其他材料未必适用。因此，两种护理液不能混用。由于硬镜材料的特殊性，更容易吸引蛋白和脂质沉淀，且硬镜使用周期较长，有些特殊硬镜的设计比较复杂，通常为过夜配戴，涉及多个弧度的清洁，依靠常规多功能护理液难以完全清洁干净，如果能配合硬镜专门的清洁剂进行定期的护理，安全性更有保障，有效降低硬镜配戴不良反应发生的概率，因此硬镜的护理理念不应该停留在简单护理，也不应该因为嫌麻烦而简化护理流程。我们建议镜片从第1次配戴时就要进行深度清洁和全面护理。

近几十年来，隐形眼镜护理液生产厂家陆续在护理液的抗菌性、清洁性、免揉搓、舒适度等方面做了不少研发工作。自从本世纪应用了更安全、高效的广谱抗菌剂—聚亚己基双胍（PHMB）作为隐形眼镜的消毒剂后，大大降低了发生护理液过敏反应的概率。其作用原理是物理杀菌，故不会出现细菌耐药，研究通过实验证明 PHMB 的抑菌活性中，与细胞膜的静电作用是主导因素，多功能护理液中离子型的 Nacl 浓度会影响其抗菌活性，而非离子型的丙二醇则不会。许多研究表明 PHMB 无毒害，抑菌浓度低、时间长，是一种非常理想的护理液消毒剂成分。

近年来的研究方向多在于细究护理液成分间的互相作用及集成"多功能"。例如，在隐形眼镜护理液中添加羟丙基甲基纤维素来缓解干眼症状及帮助修复损伤的上皮功能。有研究发现，将天然化合物如具有抑制细菌生物膜作用的金盏花和醉鱼草提取物添加到隐形眼镜护理液中可显著减少隐形眼镜配戴期间的眼镜感染。也有研究报道，将适用微生物发酵法制得的生物高分子聚-γ-谷氨酸（γ-PGA）添加到多功能护理液中，可兼具抗菌活性和润滑剂的作用。

随着工作、学习、生活方式的巨大改变，人们使用电子产品的时间越来越多，尤其是电脑工作者，眼干、眼疲劳症状突出，干眼已经成为眼科常见疾病，调查显示世界范围干眼发病率为 5.5%～33.7%，中国干眼发病率为 21%～30%，也就是说中国有 3 亿～

4 亿的人存在干眼问题，高强度用眼及配戴隐形眼镜人群干眼发病率就更高可达 25%~50%，所以近年来护理液的研发方向也在向着维护泪膜稳态方面发展，如仿生科技的应用，模仿人眼泪液在护理液中，参考人体泪膜及其成分的杠杆作用，添加如天然泪液的透明质酸钠，抗氧化分子和电解质等，维持泪膜平衡稳定；泪膜中的 pH 值、渗透压、黏性蛋白质达到相对生理平衡，一些重要蛋白质如溶菌酶、乳铁蛋白和 IgA 等对角膜和结膜具有显著的保护作用；另外，黏液素（黏多糖）对湿润角膜表面具有重要的作用，以改善隐形眼镜配戴者眼干问题。

此外，为满足快节奏的现代人对非抛弃型隐形眼镜护理简化的需求，近年来不少公司研发出各种类型的角膜接触镜清洗消毒护理仪并申请了专利。有气囊式 3D 角膜接触镜清洗仪，也有紫外角膜接触镜清洗仪等，其中一些产品已经上市销售。近期某研究针对 2 种类型的接触镜清洗仪的清洗效果做了比较，发现不同仪器清洗后镜片细菌培养例数存在显著差异。市场上也有个别戴镜者反映了某类型接触镜清洗仪清洗后的镜片褪色问题。因此，针对这类产品的抗菌效果及其对镜片材料的影响尚有待进一步的实验室研究和临床研究去验证和评价。

总之，隐形眼镜护理是隐形眼镜健康安全配戴必不可少的环节，为了确保消费者的健康安全配戴，提倡遵循"隐形眼镜健康配戴 4 步走（图 27－2）"。

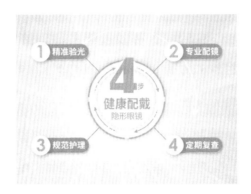

图 27 - 2　隐形眼镜健康配戴步骤

- 角膜塑形镜的护理需要遵循规范的护理程序，软性隐形眼镜和硬性隐形眼镜的护理方式不一样，镜片护理都包括戴镜和摘镜两部分。
- 抛弃型隐形眼镜用后即丢弃，省去镜片护理的步骤，既安全又方便，是一种彻底的"护理"。目前日抛型镜片仅限于软性隐形眼镜。

参考文献

1. WOODS J, JONES D, JONES L, et al. Ocular health of children wearing daily disposable contact lenses over a 6-year period. Cont Lens Anterior Eye, 2021.

2. KOBIA-ACQUAH E, AKOWUAH P K, ANTWI-ADJEI E K, et al. Contact lens complications among wearers in Ghana. Cont Lens Anterior Eye, 2021, 441: 67 - 71.

3. CHEUNG S W, BOOST M V, CHO P. Effect of povidone iodine contact lens disinfecting solution on orthokeratology lens and lens case contamination and organisms in the microbiome of the conjunctiva. Cont Lens Anterior Eye, 2021.

4. KENNY S E, TYE C B, JOHNSON D A, et al. Giant papillary conjunctivitis: a review. Ocul Surf, 2020, 183: 396 - 402.

5. CHENG X, BRENNAN N A, TOUBOUTI Y, et al. Safety of soft contact lenses in children: Retrospective review of six randomized controlled trials of myopia control. Acta

Ophthalmol, 2020, 983: e346 – e351.

6. CHEN E Y, MYUNG L E, LOC-NGUYEN A, et al. Value of routine evaluation in asymptomatic soft contact lens wearers. Cont Lens Anterior Eye, 2020, 435: 484 – 488.

7. ZAKI M, PARDO J, CARRACEDO G. A review of international medical device regulations: Contact lenses and lens care solutions. Cont Lens Anterior Eye, 2019, 422: 136 – 146.

8. VANDERVEEN D K, KRAKER R T, PINELES S L, et al. Use of orthokeratology for the prevention of myopic progression in children: A report by the American academy of ophthalmology. Ophthalmology, 2019, 1264: 623 – 636.

9. LI W, SUN X, WANG Z, et al. A survey of contact lens-related complications in a tertiary hospital in China. Cont Lens Anterior Eye, 2018, 412: 201 – 204.

隐形眼镜历史演变的
启示及未来预见

28. 巩膜镜—角膜镜—巩膜镜的螺旋式进步

　　万物的发展都有自身的规律。就像时尚界的风尚，流行每几十年就会轮回一番，我们称之为"复古"。而非常有意思的是，作为矫正屈光不正和一些眼疾的隐形眼镜，也遵循了同样的轮回规律：镜片的设计从提供良好支撑的巩膜镜，改良到体验舒适配戴的角膜塑形镜，再到矫正角膜不规则散光和治疗干眼的巩膜镜，经历了一百多年，镜片从大直径到小直径再又回归到大直径，虽然主题词仍然是"接触镜"（俗称隐形眼镜），但不同时期隐形眼镜的功能已悄然发生了变化，从单纯矫正屈光不正拓展到治疗各种眼疾，如矫正圆锥角膜、为眼表提供湿润的环境等，呈现出螺旋式的进步。下面就让我们来看一看隐形眼镜的螺旋式演变吧。

（1）早期的巩膜镜

在早期，用于制造隐形眼镜的材料是玻璃，为了保证较重的玻璃镜片能够稳定的配戴在眼睛表面，必须将镜片制作成能覆盖住角膜和巩膜的大镜片，这就是早期的巩膜镜。

1888 年德国的眼科医师 Adolf Eugene Fick 在 *Archive Fur Augenheilkunde* 杂志上介绍了自己制作的隐形眼镜，镜片前后表面平行，并且直径较大，以巩膜作为支撑，均匀分担了玻璃的重量，使镜片稳定的位于眼睛表面，为不规则的角膜表面提供了矫正。他不单将镜片接在兔子眼睛上，还亲自尝试配戴镜片，之后还给一组志愿者进行了试戴（图 28 - 1）。

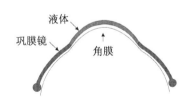

图 28 - 1　早期巩膜镜设计示意

1888 年 3 月在法国 Eugene Kalt 医师为 2 位圆锥角膜患者验配了平光的玻璃巩膜套，使他们的视力得到明显提升。1889 年，还是医学生的 August Müller 第 1 次提出了"contact lens"的概念，他将镜片的后表面制作成与角膜前表面一致，而镜片前表面用于矫正屈光不正。

这些就是早期的巩膜镜，采用玻璃材质制作，大直径的设计是为了分摊镜片的重量使其均匀分布在眼表特别是巩膜上，保证镜片的稳定配戴，但由于玻璃的材质，镜片制作精准度欠佳，且玻璃不透氧，因此，临床无法进行推广使用。

（2）改良的角膜接触镜

1936 年，PMMA 材料逐渐替代玻璃，使接触镜变得更轻、更薄、更易于制造。1936 年，Kevin Tuohy 在制作巩膜镜的过程中，不小心将巩膜部分和角膜部分分离了，他想是否仅有角膜部分也能配戴呢？于是他将角膜部分抛光后戴入眼睛，发现也能耐受，这就成了角膜接触镜的雏形（图 28 - 2）。小镜片在角膜上的移动，增加了泪液交换所带来的角膜供氧（图 28 - 3）。

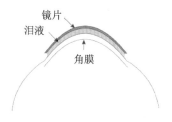

图 28 - 2 角膜接触镜雏形

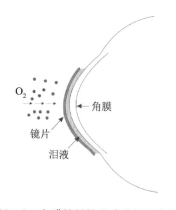

图 28 - 3 角膜接触镜移动增加泪液交换

在不断尝试实践中，为了让镜片更好的匹配角膜中央陡峭、旁周边逐渐平坦的特性，不断进行设计改良，研发出了多弧设计和非球面设计硬性透气性隐形眼镜，不仅大大提升了镜片配戴的舒适性，同时通过稳定的镜后泪液镜，使角膜、泪液和镜片形成一个新的光学系统，更好地矫正了角膜散光，提供了优质的成像质量。

不过，硬性透气性隐形眼镜虽然具备上述的诸多优点，但由于硬的材质，使镜片的顺应性下降，从而影响了配戴的舒适度，配戴者需要较长时间的适应；同时也使得验配精准度要求较高，专业人员的训练成长及实践经验积累所需要的周期相对长，影响了验配的普及性，因此，硬性透气性隐形眼镜在接触镜中的占比远远低于软性隐形眼镜。

另外，当硬性透气性隐形眼镜应用于一些不规则性明显的角膜时，由于镜片直径较小，支撑面积不足，使得镜片配戴稳定性明显下降，导致镜片偏位严重或局部角膜受压迫损伤的概率增加。因此，需要探索新的镜片设计，匹配中重度不规则角膜以获得理想配适。于是，富有创新的科学家和设计者又不断联手探索，重新着手改良巩膜镜，巩膜镜迎来新发展。

（3）现代的巩膜镜

20 世纪末，硬性透气性隐形眼镜材料不断改良，使材料的透氧性、亲水性不断提升。眼部参数检测设备的研发应用，对眼表形态有了更深入地认识，也更好地应用到巩膜镜的设计上。而高精密电脑数控车床在镜片制造领域的使用，使巩膜镜可重复性精准制造得到实现。以上这些条件都为巩膜镜的改良奠定了良好的基础，在临床需求的大力推动下，巩膜镜进入快速发展时期，接触镜又迎来"大镜片"时代。

现代巩膜镜的适应证经过近几年的发展，已不仅仅局限于严重的不规则角膜散光，而应用于更广泛的眼科领域。

1）改善视觉质量

通过镜后液体填充角膜不规则表面，提高视觉质量。

2）提升配戴舒适度

通过相关技术的提升，如对角膜问题的了解和临床精准化测量、巩膜镜设计算法，以及技工技术创新，现代的巩膜镜增加了配戴舒适度，亦改善了配戴效果，能延长每天配戴时间。

3）保护角膜

通过镜后大量不流动液体的湿润作用，保护角膜表面，借助镜后液体的保护，能减少角膜的损伤。

由此可见，"变"是隐形眼镜发展永恒的主题，材料、设计、制造、验配均在不断改进，正是这种螺旋式的改进推动了隐形眼镜在眼科领域更广泛、更有效、更安全的应用。

 观点核心

- 角膜接触镜的设计从提供良好支撑的巩膜镜，改良到体验舒适配戴的角膜镜，再到矫正角膜不规则散光和治疗干眼的巩膜镜。
- 角膜接触镜从单纯矫正屈光不正拓展到治疗各种眼疾，呈现出螺旋式的进步。
- 材料、设计、制造、验配技术的不断改进推动接触镜的不断发展。

29. 巩膜镜的设计及矫正特点

现代巩膜镜是一种特殊设计的硬性透气性镜片，它更大的直径使其以巩膜作为支撑部分，与角膜及角巩膜缘不发生接触，从而使镜片与角膜及角巩膜缘之间形成一个间隙（图 29 - 1）。通过间隙中自然充填的泪液，使眼表包括角膜前表面与镜片之间构建一个几近封闭的液体池。该液体池既填补角膜表面的不规则形态，又为受损伤的角膜表面长时间提供湿润环境。因此，巩膜镜既能精确地矫正屈光不正，让配戴者提高视觉质量，又为角膜提供一道机械性保护屏障，保障配戴者的舒适和安全。

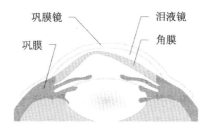

图 29 - 1　巩膜镜

如上所述，巩膜镜的发展史，如同其他创新产品一样历经波折，从最初的玻璃巩膜镜雏形到现代设计多样的巩膜镜。但其真正发展还是从 20 世纪末 21 世纪初开始，随着硬性透氧性隐形眼镜材料的研发成熟、镜片制造技术的不断突破，巩膜镜才开始在临床应用。目前，巩膜镜已成为欧美国家常用的临床矫正技术之一，归属眼科医疗器械类，特别在美国，据行业估计，全美每年 RGP 镜片生产量约 150 万片，其中巩膜镜约占 20% ～25%，是所有 RGP 镜片中增长最快的细分门类。

（1）现代巩膜镜的设计

2010 年巩膜镜教育协会建议按配适区域对巩膜镜进行分类：①仅覆盖角膜的为角膜镜，同时覆盖角膜与巩膜的为角巩膜镜，覆盖全巩膜的为巩膜镜。②巩膜镜根据直径大小不同再细分为（图 29 - 2）：直径 15 ~ 18 mm 为迷你巩膜镜，直径 19 ~ 25 mm 为全巩膜镜，巩膜镜理想的配适状态为镜片完全覆盖角膜、角巩膜缘及部分巩膜，并且镜下有泪液积聚，镜片最好不直接接触角膜和角巩膜缘，减少压迫角膜和对角膜干细胞的损伤。

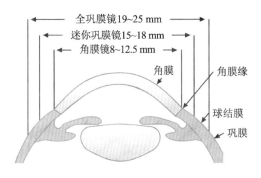

图 29 - 2　巩膜镜的分类

现代的巩膜镜由一系列曲线或切线组合而成，基本都采取试戴后定制模式，一部分设计是根据变化的角膜曲率半径和宽度来确定镜片弧度，还有一部分设计是根据矢高概念确定镜片参数，通过试戴获得患者个性化参数。

巩膜镜按区域分为 3 个部分，从中央到周边分别为光学区、交接区和定位区。除了标准的球面设计，还有非旋转对称的环曲面设计、象限式设计、多焦点设计等。

1）光学区

光学区是巩膜镜的中央区域，作为视力矫正区，其后表面要求与角膜形状大致相同，但最好不要接触到角膜，可以通过增加或降低镜片中央区的曲率或矢高进行调整。其前表面可以制作成球面或非球面，在定位良好的情况下，非球面的前表面可以减少像差，获得较好的光学矫正效果。

2）交接区

位于巩膜镜光学区和定位区之间的区域为交接区，一般由2个或多个弧或切线组成，参数独立于光学区和定位区，该区域需要保留一定的间隙，从而避免对角膜缘干细胞的损伤，也减少了镜片黏附的风险。

3）定位区

定位区是由一段连续的弧或一条切线组成，是提供镜片定位并与眼表直接接触的区域，在接触时镜片后表面需要与巩膜形状相吻合，平均分配定位区对眼表所造成的压力，使镜片完全在角膜上拱起，从而保证镜片和角膜之间有足够的间隙，保证镜片的稳定和安全（图29-3）。

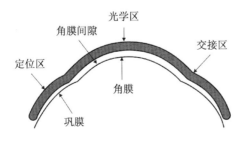

图 29-3　巩膜镜设计

4）环曲面设计

巩膜镜的环曲面设计可分为前表面环曲、后表面环曲、双环曲设计。前表面环曲设计位于光学区，针对改善视觉效果，特别是一些膨隆的角膜即使配戴巩膜镜仍残留了一些散光。后表面环曲设计位于定位区，是为了匹配巩膜的环曲形态改善镜片定位的，实现了球结膜及巩膜上的镜片压力分布均匀，具有更好的配戴舒适性，从而延长配戴时间。双环曲是结合了前环曲和后环曲的共同特点。

5）非旋转对称设计

大部分人的眼表会存在不同程度的非旋转对称性，为保证每个区域的压力被均匀分摊，而不至于局部区域承受较大的压力，引起结膜血管受压变白，导致血供不足，可以通过调整局部区域的巩膜镜定位区弧度或切线角度，收紧或放松配适达到理想状态。

6）多焦设计

巩膜镜在临床中也同样应用于老视患者，所以也需要满足他们对远近视力的需求。由于巩膜镜几乎不移动，因此均采用同时视的矫正设计。在验配过程中，镜片中心定位非常重要，轻微的偏位易影响镜片的视觉效果，一般都需要通过试戴获得良好定位，确定参数后再决定近附加度数和面积。

（2）巩膜镜的矫正特点

巩膜镜通过泪液的负压作用吸附在巩膜上，巩膜镜和眼表之间充满了以眼表泪液为主的液体，填补了不规则的角膜表面，使镜片、液体和角膜形成一个新的光学面，矫正了各种原因导致的角膜不规则散光，明显提高配戴者的视觉质量（图 29 - 4）。同时，填充的液体也滋润了角膜表面，能有效缓解干眼症状。

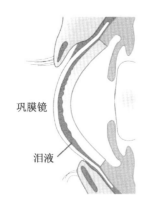

巩膜镜

泪液

图 29 - 4　巩膜镜通过液体镜矫正角膜不规则散光

（3）巩膜镜的临床适应证

1）矫正不规则角膜改善视觉

各种原因导致的角膜膨隆，如圆锥角膜、球形角膜、边缘角膜透明变性等；角膜屈光手术术后、角膜移植术后、角膜外伤后、角膜感染后导致的角膜瘢痕和隆起；角膜变性与营养不良等。

2）保护角膜

某些有暴露性角膜炎或眼表疾病者，如暴露性角膜炎，干燥性角结膜炎、复发性角膜上皮糜烂、持续性角膜上皮缺损、眼睑缺损、眼球突出等导致的眼睑闭合不全、角膜缘干细胞缺乏、Sjögren's 综合征、Steven's Johnson 综合征、眼瘢痕性类天疱疮等疾病导致的严重干眼症。

3）屈光不正

普通的屈光不正可以使用巩膜镜，但基于巩膜镜个性化定制的特征，在临床选择使用时，需要权衡屈光矫正需求及与巩膜验光相关的医疗及经济的平衡做出合适选择。临床上针对一般性屈光不正者选择，侧重考虑普通隐形眼镜不适应者。

案例： 2019 年在国家医疗特区的某眼科医院验配了第 1 例巩膜镜，患者女性，47 岁，双眼诊断"圆锥角膜"20 余年，于1 年前在温州医科大学附属眼视光医院行双眼角膜穿透性移植术。术后裸眼视力：OD 0.01；OS 0.01；主觉验光：OD $-15.00/-10.00 \times 100 = 0.4$；OS $-15.00/12.00 \times 130 = 0.3$。因视力无法满足患者日常需求，听说配戴巩膜镜能改善视觉效果，要求尝试。通过一系列检查和试戴，为患者确定巩膜镜参数：右眼镜片矢高4000，定位区 $36 \sim 42$，度数 -11.00 D，矫正视力 5.0；左眼镜片矢高3800，定位区 $36 \sim 44$，度数 -10.50 D，矫正视力4.9。

分析： 患者术后角膜散光非常高，这样的情况下验配常规RGP 高度散光镜片，镜片将非常不稳定，视力效果波动非常严重。因此，利用了现代巩膜镜稳定的特性，通过配戴巩膜镜，镜片在角膜上的构架非常稳定，所形成的泪液充分填充散光部分的空隙。实践证明，患者视力明显提高，并且有效改善了眩光、复视等主观不良视觉现象，配戴感觉舒适，并在培训下熟练掌握摘戴、清洁、护理等操作，患者非常满意。

现代巩膜镜的发展，通过大镜片覆盖角膜解决了普通角膜镜片所无法解决的严重角膜不规则散光问题，明显提升了视觉质量和配戴舒适度。同时，也通过镜后液体对眼表的保护作用解决了部分角膜问题，体现出明显的临床应用优势。但由于巩膜镜为接触镜，属于三类医疗器械，所以仍然要严格把控适应证、禁忌证的选择，规范验配，密切随访，及时处理并发症。并且巩膜镜在临床应用时间不长，我们更应该严格遵守随访制度，将不良反应的风险降到最低。

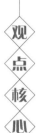

- 随着巩膜镜设计的不断优化，OCT 等验配辅助设备的普及，眼科医师对巩膜镜验配技术的熟练掌握，巩膜镜会越来越广泛地应用于不规则角膜散光、屈光不正矫正及眼表疾病治疗。
- 通过深度学习技术辅助，医师可以准确快速评估巩膜镜配适状态，提升巩膜镜的临床验配效率及准确率，即未来可使用人工智能技术辅助巩膜验配。
- 首个国产巩膜镜成功上市，为角膜不规则散光患者改善视觉质量带来更多选择。

30. 隐形眼镜作为可穿戴设备的研究进展

电影《碟中谍 4：幽灵协议》中有这样一段经典场面：特工通过高科技的智能隐形眼镜，眨眼间快速拍摄下来了多份机密文件，拍摄系统直接与后方联通，后方快速分析并决策。随着电子科技及通信技术的飞速发展，隐形眼镜作为可穿戴设备应用于通讯、娱乐、生活已经不再只是科幻虚构。也许某天，我们也可以控制智能隐形眼镜来丰富我们的生活，享受高科技的成果。

（1）联合 AR、VR 系统的智能隐形眼镜

随着物联网技术的发展，隐形眼镜不仅仅局限于视力矫正，

还成为智能可穿戴设备的新兴领域，并且随着"元宇宙"概念的提出，增强现实（augmented reality，AR）技术再次成为科技主流发展方向。美国科技公司 Mojo Vision 于去年发布了一款带有部分 AR 功能的智能隐形眼镜（图 30 - 1）。外形类似于隐形眼镜，但其中集成了号称全球最密集的微型 LED 显示屏。比起 2020 版本的 Mojo 眼镜只是一个没有车载运动跟踪技术或任何电池的版本，在 2022 年发布的 Mojo Lens 智能隐形眼镜新版本则配备了电池阵列、运动跟踪和短程无线连接。Mojo Lens 智能隐形眼镜的核心技术是每英寸 14 000 像素的 Micro LED 显示屏，直径小于 0.5 mm，像素间距为 1.8 μm，据 Mojo Vision 称："这是有史以来最小、最密集的动态显示屏"。通过视网膜投影技术实现"隐形计算"，从而在隐形眼镜上获得一个能显示实时信息并无须手动操作的计算平台。Mojo 显示器可以在配戴者的视网膜上，投射明亮的文字、丰富的图形和高分辨率的视频，在室内、室外、甚至闭上眼睛都能看到。为 Mojo Lens 供电的是一种医疗级微型电池和 Mojo 研发的无线充电系统，续航时间为 1 天左右。不需要通过手机或手势控制器来操纵界面，Mojo Lens 只需要通过眼睛的视线就可以控制系统运作。该显示屏的尺寸如同一颗沙子，只有 0.48 mm，但它的像素密度是目前智能手机显示屏的 300 倍（14 000 PPI）。该产品目前仅能显示绿色，但效果足够清晰。不难想象，未来的演出提词器、以文字信息为主的社交软件，通过这一产品，能实现很好的展现。

同样是 AR 系统，美国 Innovega 公司推出了 eMacula 虚拟现

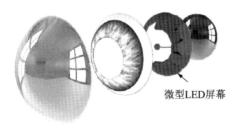

微型LED屏幕

图 30 - 1　Mojo Vision 公司的智能 AR 隐形眼镜结构示意

实与增强现实系统，包括一副智能隐形眼镜及一副框架眼镜
（图 30 - 2、图 30 - 3）。eMacula 系统革命性的打破了虚拟/增强
现实传统的头盔式设备，取而代之的是在嵌入眼镜的双微显示器
上显示富媒体的清晰视图，以及一副特殊设计的隐形眼镜。每只
隐形眼镜都有 2 个过滤器及 1 个中心显示镜：外层过滤器挡住背
景的光线，中心滤光片及中心小透镜让光线进入，由此产生出的
光学虚像给使用者带来虚拟现实的主观体验，或向现实世界添加
图像，增强现实。

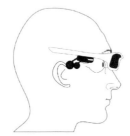

图 30 - 2　Innovega 公司 eMacula 系统效果示意

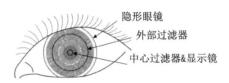

隐形眼镜
外部过滤器
中心过滤器&显示镜

图 30 - 3　eMacula 系统的智能隐形眼镜

此系统有着极为广泛的使用空间，如在军事领域它能接收远程摄像机、军用无人机或卫星采集到的数据、图片和视频信息，直接投射在距离眼球极近的微型屏幕上。电子工程师可以输入设置正确的电路板，比照线路板进行后续设计及操作。外科医师也可随时接受手术室内反馈的患者生命体征。游戏玩家也可以通过使用改良的不透明眼镜，将真实世界完全屏蔽，从而获得完全的 VR 体验。

（2）具有摄影功能的隐形眼镜

在智能隐形眼镜应用到数字摄影的领域，Samsung 公司同样将隐形眼镜与电子智能产业进行了融合，角膜接触镜内配有内置摄像头和传感器，通过眨眼进行控制（图 30 - 4）。拍摄下的内容会通过嵌入式天线发送到我们的手机。当然，仅通过眨眼来控制难免导致许多额外的无效内容（包括我们生理性瞬目而被记录下来的内容）。此时，智能手机与智能镜片的联动就尤为重要。随着这一进展，Samsung 加入了 Google 公司的智能隐形眼镜研发行列，目前主要应用于如血糖监测等医疗用途，在未来是否会与Google 眼镜一样包含有虚拟地图及连续数据传输等功能，让我们拭目以待。

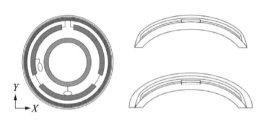

图 30 - 4　Samsung 公司智能隐形眼镜结构示意

（3）包含智能变焦功能的隐形眼镜

我国哈尔滨工业大学和美国加州大学圣地亚哥分校的研究人员也发表了其合作开发的仿生变焦软性隐形眼镜，用户眨眨眼就能针对看远或看近改变焦距。此镜片包含在一个非常大的电磁系统中，将电极贴在眼睛周围的皮肤上，测量来自眼睛内部的眼电图信号，以此触发改变镜头的焦点。因此，当配戴电极的人眨眼一定次数时，镜头就会自动改变形状，达到所需的变焦系数。研究人员希望在不久的将来，他们能够将他们的概念验证原型小型化，这样就可以将其放置在眼表。

（4）未来高科技隐形眼镜的构想

科技进步的车轮永不会停止，技术革新、学科交融所缔造出的新型科技产品也在不断的改进、丰富我们的生活。智能隐形眼镜与智能手机的互联已然为我们打开了新世界的大门，AR、VR技术的融合也为非视频终端的智能显示技术带来了有效的驱动力。在未来，隐形眼镜也许可以更多维度的代替我们的手机进行拍摄、通信、导航，甚至上网。

当然不仅仅是我们的生活，智能及特殊设计的隐形眼镜还在特定的专业领域依然有着极为广泛的研发前景，如军事科学领域致力于研发的石墨烯夜视隐形眼镜，能够建造一种具有捕捉可见光和红外线能力的传感器，这将极大的提高士兵在夜间的战斗巡航能力；或用于神经精神疾病治疗方面的可变色隐形眼镜，适当减少光照以帮助患有慢性偏头痛和颅脑外伤等神经系统问题的人缓解病情。

让我们一起期待在不久的将来，智能隐形眼镜为我们带来更多的精彩（图30－5）。

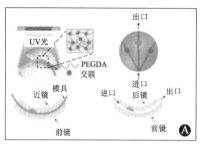
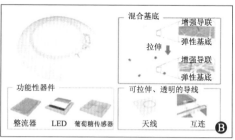
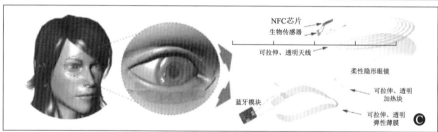
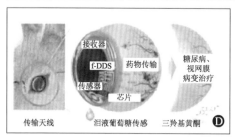
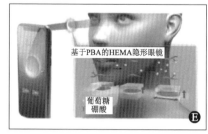

A. 嵌入隐形眼镜微流道内的荧光团用于生物标记物监测；B. 基于电化学原理用于泪液葡萄糖无线监测的智能隐形眼镜；C. 使用手机远程监测和治疗慢性眼表炎症的智能隐形眼镜和透明热贴；D. 用于糖尿病诊断和治疗的无线智能隐形眼镜；E. 基于全息检测法用于泪液葡萄糖监测的智能隐形眼镜。

图30－5　智能隐形眼镜用于泪液生理信号监测

[图片来源：徐建东，李睿嵩，常昊，等. 智能隐形眼镜的研究进展与挑战. 物联网学报，2022，6(1)：1－12.]

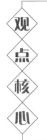

- 科技的发展使得隐形眼镜可以结合 AR、VR、电子技术等在医疗、社交、军事、通信、导航等上发挥更大的功能。
- 智能隐形眼镜作为可穿戴"隐形"设备，其在技术革新、学科交融的大背景下有无限的发展创新空间。

31. 隐形眼镜：未来医学领域的"完美"载体

过去的 50 年里，隐形眼镜技术在飞速地发展，包括从不透气的硬性隐形眼镜到透气的软性隐形眼镜，从屈光矫正作用到近视控制作用等。目前，隐形眼镜作为可穿戴设备已经开始在军事、摄影等各个领域中崭露头角。未来，隐形眼镜技术也将不断更新换代。如果认为隐形眼镜在未来医学方面仅仅局限在屈光矫正和治疗方面的话，那么就小瞧它了。随着纳米技术、微电子技术、芯片技术、生物传感器技术等高科技的发展，科技与医学的创新结合，会让隐形眼镜在未来医疗领域大展身手。想象力是科学进步的基础，让我们一起打开脑洞，见识一下隐形眼镜会为我们的健康带来怎样的美好前景吧。

（1）隐形眼镜的健康预警作用

传感器技术与隐形眼镜的结合，使得通过隐形眼镜监测生命体征、预警健康问题成为可能。将微型传感器嵌入隐形眼镜中，就可以实时地反映眼球生物环境的刺激变化，甚至可以监测全身性指数（图 31 - 1）。

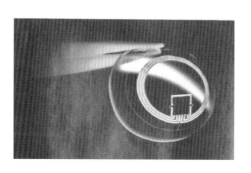

图 31 - 1　有环状应变仪和微型芯片的隐形眼镜

目前，这种隐形眼镜正在青光眼领域被逐步应用，包括诊断性测量和用药监控测量。Matteo Leonardi 等人在抛弃型隐形眼镜中嵌入传感器，给猪眼配戴，通过测量角膜在不同眼压状态下曲率的改变实时监测眼压大小和波动。结果表明，该技术具有微创、重复性好、不受活动限制等优点，并且可在睡眠状态下持续测量，获得 24 小时眼压，为青光眼的诊断和治疗开拓了新方法。

除了测量眼压，使用隐形眼镜测量血糖也在研发中。俄勒冈州立大学教授 Gregory Herman 带领的团队，研发出了一款结合生物传感器的隐形眼镜。这款隐形眼镜中的生物传感器由透明的镓氧化锌晶体管切片、葡萄糖氧化酶切片组成，可以探测到眼泪中的微量葡萄糖。传感器与葡萄糖接触时，葡萄糖氧化酶会将血糖氧化，这样传感器的 pH 值就会发生变化，通过镓氧化锌晶体管中流过的电流就能测得血糖值了。Google 公司也有类似的计划，与 Gregory Herman 团队利用的透明镓氧化锌晶体管不同，Google 是将微型无线芯片、微型血糖探测器夹于隐形眼镜的两层材料之间，通过镜片上的 LED 灯来警示血糖值异常（图 31 - 2）。

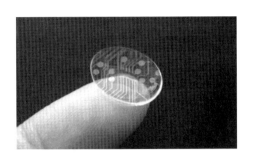

图 31 –2　Google 隐形眼镜嵌入 LED 灯监测血糖

人的每一滴眼泪都蕴含大量的人体信息，结合了生物传感器的隐形眼镜可以分析泪液中的生物信息来监测疾病。未来隐形眼镜还将能监测乳酸（与败血症、肝病相关）、多巴胺（与青光眼相关）、尿毒素（与肾功能相关）、蛋白质（与癌症相关）、炎症因子（干眼、葡萄膜炎相关）等人体数值。另外，与光感受器结合的隐形眼镜，甚至可以通过对眼表血流的监测来预测相关的疾病。

（2）隐形眼镜辅助疾病的诊断和预后

除了健康预警功能，隐形眼镜和摄像技术的结合，让隐形眼镜具有辅助诊断和帮助预后评估的潜力。

目前，我们对眼睛的观察都是通过各种各样的光学仪器完成的，如裂隙灯显微镜、光学相干断层成像仪、激光眼底扫描系统等"大块头"仪器。这些仪器对患者的配合度要求较高。未来，微型的眼内照明系统和微型眼内成像系统的植入，可以让隐形眼镜对眼内容物进行实时地拍摄成像，包括对房角、玻璃体、视网膜、眼底血管神经的拍摄，既方便又实用。最后通过无限传输技术，将图像数据传输至外部显示器上，帮助医师进行疾病的辅助诊断或是预后评估。

图 31 - 3 是目前临床上非常重要的眼部组织图像，分别通过眼部裂隙灯、光学相干断层成像仪、眼底摄像等精密设备完成，为我们眼科临床精准诊断提供了有力的依据。未来，有可能这些设备的引导检测功能可通过配戴在眼中的隐形眼镜完成，既方便获得有关检测信息，又实时监测动态变化。

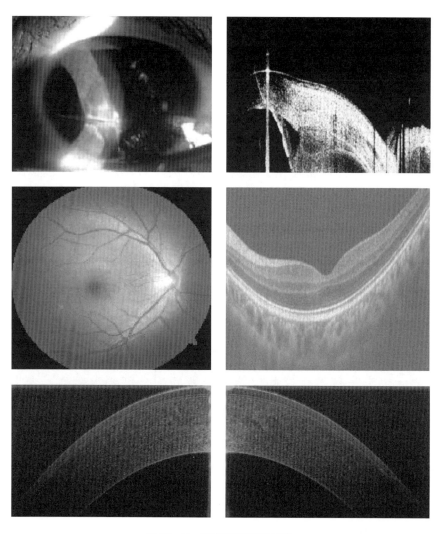

图 31 - 3　眼部重要组织图像

（3）隐形眼镜的治疗用途

隐形眼镜在疾病治疗方面的潜力也不容小觑。屈光矫正是隐形眼镜最基础的功能，在未来，隐形眼镜的屈光矫正功能也将逐渐智能化。目前我们矫正老花眼的方法已经是非常多样了，如单焦点镜片、多焦点镜片，或是一只眼看近，另一只眼看远的鸳鸯镜片等。未来，传感器技术和材料技术结合的设想，将制作出可以自动变焦的镜片（图31-4）。使用特殊的流体材料或是液晶材料制作镜片，植入的传感器用于探测注视距离、瞳孔变化、眼轴长度等眼球信息，根据对应所需要的屈光度，改变镜片的材料分布，从而改变镜片的屈光度。

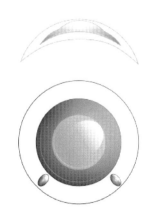

图31-4　自动变焦镜片示意

另外，通过隐形眼镜给药达到治疗目的也在研发当中。常用的眼科药物多为滴眼液或眼膏制剂，具有不方便、药物利用效率低、易引起不良反应、点药频繁、影响视力等问题。Sedlacek 首先提出了使用隐形眼镜作为药物载体，达到缓释药物的可行性。

此后，隐形眼镜给药的方式被学者们大量研究。目前，已有研究将药物和水凝胶材料结合。例如，Hull 等人将泼尼松龙负载在软性隐形眼镜上，结果显示药物的延缓释放达到了 1 小时。还有一些学者将微流控技术与隐形眼镜相结合，用于治疗干眼。这种隐形眼镜由聚二甲基硅氧烷（PDMS）软质层和 PMMA 硬质层两部分经平面键合，其内部有微流体通道和存放液体药物的中空腔体（图 31 -5）。由于软质层具有弹性，该隐形眼镜在眨眼挤出微量药物后，由于自回弹效应又会将药物回吸，达到了药物缓慢释放的作用，提高了药物的生物利用率。更有一些研究希望通过泪液中的溶菌酶来达到药物的缓释作用。

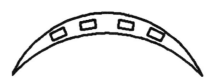

图 31 -5　内有微流体通道的隐形眼镜

更有意思的设想是，隐形眼镜还将被用于治疗抑郁、失眠等问题。一些研究表明，居住在长期阴雨或高纬度地区的人群容易发生抑郁、失眠等情绪失调问题。这种情况可以通过改善居住环境的光照、温度等环境条件得到缓解。因此，嵌有光源系统的隐形眼镜有望解决这一问题。隐形眼镜规律性地发出合适波长的光线，刺激眼底细胞、调节激素分泌（如褪黑素、多巴胺等），来缓解并治疗抑郁、失眠等疾病（图 31 -6）。

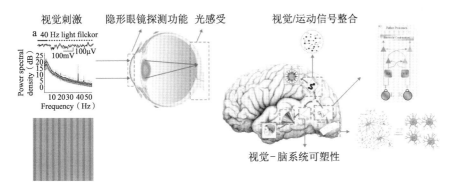

视觉刺激　　隐形眼镜探测功能　光感受　　　　　视觉/运动信号整合

视觉-脑系统可塑性

图 31 -6　眼脑示意

（4）隐形眼镜的康复作用

随着生活水平的提高，人们对康复医疗也越来越重视。隐形眼镜在医疗康复方面也可以大展拳脚。如今，低视力人群的康复手段主要是靠光学辅助器，如放大镜、装有望远镜的框架眼镜。未来，隐形眼镜也可以装上微型的放大镜、望远镜来帮助低视力人群看清事物，既方便生活又可以维护残疾人的尊严。另外，隐形眼镜和 VR 技术的结合，可以增强康复训练的趣味性和功能性。

总而言之，隐形眼镜外形美观、与体液直接接触，作为可穿戴医疗器械测量载体具有极大的优势。随着医疗器械研发的不断创新，信息技术的蓬勃发展，人们对便利医疗的不懈追求，结合高科技的隐形眼镜必将成为未来医疗的完美载体，成为一种新的发展趋势。

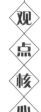

<table>
<tr><td rowspan="2">观
点
核
心</td><td>● 隐形眼镜是未来医学领域的"完美"载体，可以发挥更大的作用，如可以监测全身指标（如血压、眼压、血糖等），也可以用于医疗康复（如治疗抑郁、失眠等）。</td></tr>
<tr><td>● 隐形眼镜作为可穿戴医疗器械测量载体具有极大的优势，结合高科技的隐形眼镜将成为一种新的发展趋势。</td></tr>
</table>

参考文献

1. WALKER M K, SCHORNACK M M, VINCENT S J. Anatomical and physiological considerations in scleral lens wear: Eyelids and tear film. Cont Lens Anterior Eye, 2021, 44(5): 101407.

2. CHAUDHARI P, GHATE V M, LEWIS S A. Next-generation contact lens: Towards bioresponsive drug delivery and smart technologies in ocular therapeutics. Eur J Pharm Biopharm, 2021, 161: 80 – 99.

3. VASQUEZ QUINTERO A, PEREZ-MERINO P, DE SMET H. Artificial iris performance for smart contact lens vision correction applications. Sci Rep, 2020, 10(1): 14641.

4. VARELA-GARCIA A, GOMEZ-AMOZA J L, CONCHEIRO A, et al. Imprinted contact lenses for ocular administration of antiviral drugs. Polymers (Basel), 2020, 12 (9): 2026.

5. MOREDDU R, ELSHERIF M, ADAMS H, et al. Integration of paper microfluidic sensors into contact lenses for tear fluid analysis. Lab Chip, 2020, 20(21): 3970 – 3979.

6. MASSIN L, NOURRIT V, LAHUEC C, et al. Development of a new scleral contact lens with encapsulated photodetectors for eye tracking. Opt Express, 2020, 28 (19): 28635 – 28647.

7. MANSOURI K, SHAARAWY T. Continuous intraocular pressure monitoring with a wireless ocular telemetry sensor: initial clinical experience in patients with open angle glaucoma. Br J Ophthalmol, 2011, 95(5): 627 – 629.

8. CHEN J, MI L, CHEN C P, et al. Design of foveated contact lens display for augmented reality. Opt Express, 2019, 27(26): 38204 – 38219.

9. BENGANI L C, HSU K H, GAUSE S, et al. Contact lenses as a platform for ocular drug delivery. Expert Opin Drug Deliv, 2013, 10(11): 1483 – 1496.

出版者后记
Postscript

　　科学技术文献出版社自 1973 年成立即开始出版医学图书，50 余年来，医学图书的内容和出版形式都发生了很大的变化，这些无一不与医学的发展和进步相关。《中国医学临床百家》从 2016 年策划至今，感谢 1000 余位权威专家对每本书、每个细节的精雕细琢，现已出版作品数百种。2018 年，丛书全面展开学科总主编制，由各个学科权威专家指导本学科相关出版工作，我们以饱满的热情迎来了《中国医学临床百家》丛书各个分卷的诞生，也期待着《中国医学临床百家》丛书的出版工作更加科学与规范。

　　近几年，中国的临床医学有了很大的发展，在国际医学领域也开始崭露头角。以首都医科大学附属北京天坛医院牵头的 CHANCE 研究成果改写美国脑血管病二级预防指南为标志，中国一批临床专家的科研成果正在走向世界。但是，这些权威临床专家的科研成果多数首先发表在国外期刊上，之后才在国内期刊、会议中展现。如果出版专著，又为多人合著，专家个人的观点和成果精华被稀释。为改变这种零落的展现方式，作为科技部主管、中国科学技术信息研究所主办的中央级综合性科技出版机构，我们有责任为中国的临床医师提供一个系统展示临床研究成果的舞台。为此，我们策划出版了这套高端医学专著——《中国医学临床百家》丛书。

"百家"既指临床各学科的权威专家，也取百家争鸣之义。

丛书中每一本书阐述一种疾病的最新研究成果和专家观点，按年度持续出版，强调医学知识的权威性和时效性，以期细致、连续、全面展示我国临床医学的发展历程。与其他医学专著相比，本丛书具有出版周期短、持续性强、主题突出、内容精练、阅读体验佳等特点。在图书出版的同时，同步通过万方数据库等互联网平台进入全国的医院，让各级临床医师和医学科研人员通过数据库检索到专家观点，并能迅速在临床实践中得以应用。

在与作者沟通过程中，他们对丛书出版的高度认可给了我们坚定的信心。北京协和医院邱贵兴院士说"这个项目是出版界的创新……项目持续开展下去，对促进中国临床学科的发展能起到很大作用"。我们感谢这么多临床专家积极参与本丛书的写作，他们在深夜里的奋笔，感动着我们，鼓舞着我们，这是对本丛书的巨大支持，也是对我们出版工作的肯定，我们由衷地感谢作者的支持与付出！

在传统媒体与新兴媒体相融合的今天，打造好这套在互联网时代出版与传播的高端医学专著，为临床科研成果的快速转化服务，为中国临床医学的创新和临床医师诊疗水平的提升服务，我们一直在努力！

科学技术文献出版社